2018 降压手账

主　编　符德玉

副主编　姚　磊

编　委（按姓氏拼音排序）

董振华　桂明泰　韩亚楠　李建华

芦　波　任敏之　石亚楠　舒　婷

王大英　王佑华　杨建梅　苑素云

小寒　大雪　立冬　寒露　白露　立秋　小暑　芒种　立夏　清明　惊蛰　立春

大寒　冬至　小雪　霜降　秋分　处暑　大暑　夏至　小满　谷雨　春分　雨水

图书在版编目（CIP）数据

2018 降压手账 / 符德玉主编. —北京：人民卫生出版社，2017

ISBN 978-7-117-25429-8

Ⅰ . ① 2… Ⅱ . ①符… Ⅲ . ①历书 – 中国 –2018 ②高血压 – 防治 – 手册 Ⅳ . ① P195.2 ② R544.1–62

中国版本图书馆 CIP 数据核字（2017）第 269872 号

人卫智网	www.ipmph.com	医学教育、学术、考试、健康，购书智慧智能综合服务平台
人卫官网	www.pmph.com	人卫官方资讯发布平台

2018 降压手账

主　　编：符德玉

出版发行：人民卫生出版社（中继线 010-59780011）

地　　址：北京市朝阳区潘家园南里 19 号

邮　　编：100021

E - mail: pmph @ pmph.com

购书热线：010-59787592　　010-59787584　　010-65264830

印　　刷：北京盛通印刷股份有限公司

经　　销：新华书店

开　　本：787×1092　1/16　　印张：16

字　　数：287 千字

版　　次：2017 年 11 月第 1 版　2017 年 11 月第 1 版第 1 次印刷

标准书号：ISBN 978-7-117-25429-8/R • 25430

定　　价：68.00 元

打击盗版举报电话：010-59787491　E-mail：WQ @ pmph.com

（凡属印装质量问题请与本社市场营销中心联系退换）

这是一本关于节气的血压管理与养生手账，在每一个不同的主题里，我们为您介绍不同节气的养生事宜，每两天一个主题，祝愿您在我们共同度过的三百六十五天里，更多一份健康，更多一份收获。

2018，给自己制定十个健康计划：

一． --

二． --

三． --

四． --

五． --

六． --

七． --

八． --

九． --

十． --

请记录下每个月的测量结果：

记录项目 记录时间	身高（m）	体重（kg）	BMI（kg/m²）	腹围（cm）
一月　日				
二月　日				
三月　日				
四月　日				
五月　日				
六月　日				
七月　日				
八月　日				
九月　日				
十月　日				
十一月　日				
十二月　日				

注：体重指数 BMI= 体重（kg）/ 身高（m）的平方

如：BMI=60（kg）/1.72^2（m²）$\approx$ 20.8kg/m²

周日	周一	周二	周三	周四	周五	周六
	1 元旦	2	3	4	5 小寒	6
7	8	9	10	11	12	13
14	15	16	17	18	19	20 大寒
21	22	23	24	25	26	27
28	29	30	31			

1

周日	周一	周二	周三	周四	周五	周六
				1	2	3
4 立春	5	6	7	8 小年	9	10
11	12	13	14	15 除夕	16 春节	17
18	19 雨水	20	21	22	23	24
25	26	27	28			

2

周日	周一	周二	周三	周四	周五	周六
				1	2 元宵节	3
4	5 惊蛰	6	7	8	9	10
11	12	13	14	15	16	17
18	19	20	21 春分	22	23	24
25	26	27	28	29	30	31

3

周日	周一	周二	周三	周四	周五	周六
1	2	3	4	5 清明	6	7
8	9	10	11	12	13	14
15	16	17	18	19	20 谷雨	21
22	23	24	25	26	27	28
29	30					

4

周日	周一	周二	周三	周四	周五	周六
		1 劳动节	2	3	4	5 立夏
6	7	8	9	10	11	12
13	14	15	16	17	18	19
20	21 小满	22	23	24	25	26
27	28	29	30	31		

5

周日	周一	周二	周三	周四	周五	周六
					1	2
3	4	5	6 芒种	7	8	9
10	11	12	13	14	15	16
17	18 端午节	19	20	21 夏至	22	23
24	25	26	27	28	29	30

6

2018

周日	周一	周二	周三	周四	周五	周六
1	2	3	4	5	6	7 小暑
8	9	10	11	12	13	14
15	16	17	18	19	20	21
22	23 大暑	24	25	26	27	28
29	30	31				

周日	周一	周二	周三	周四	周五	周六
			1	2	3	4
5	6	7 立秋	8	9	10	11
12	13	14	15	16	17	18
19	20	21	22	23 处暑	24	25
26	27	28	29	30	31	

周日	周一	周二	周三	周四	周五	周六
						1
2	3	4	5	6	7	8 白露
9	10	11	12	13	14	15
16	17	18	19	20	21	22
23 秋分	24 中秋节	25	26	27	28	29
30						

周日	周一	周二	周三	周四	周五	周六
	1 国庆节	2	3	4	5	6
7	8 寒露	9	10	11	12	13
14	15	16	17	18	19	20
21	22	23 霜降	24	25	26	27
28	29	30	31			

周日	周一	周二	周三	周四	周五	周六
				1	2	3
4	5	6	7 立冬	8	9	10
11	12	13	14	15	16	17
18	19	20	21	22 小雪	23	24
25	26	27	28	29	30	

周日	周一	周二	周三	周四	周五	周六
						1
2	3	4	5	6	7 大雪	8
9	10	11	12	13	14	15
16	17	18	19	20	21	22 冬至
23	24	25	26	27	28	29
30	31					

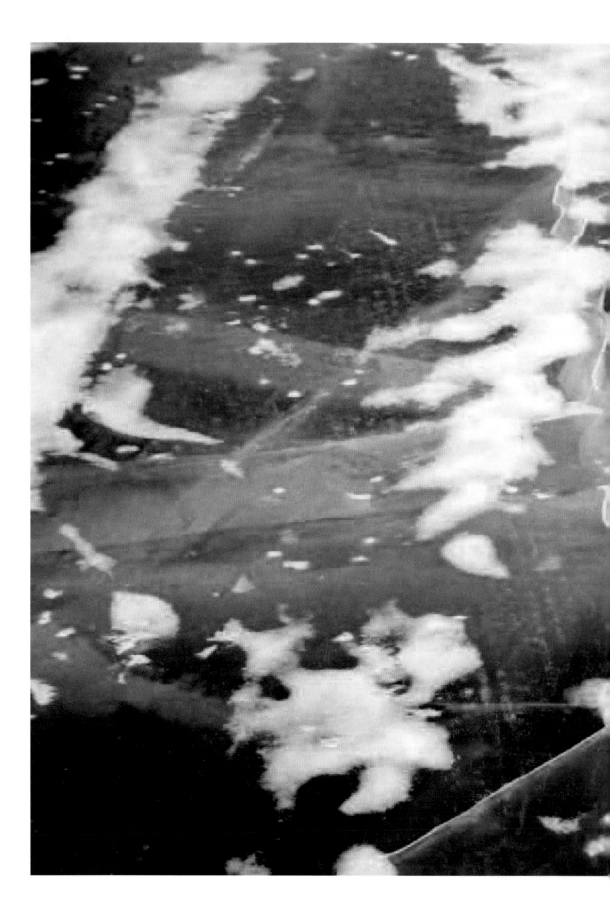

第一季度

小寒　大寒

立春　雨水

惊蛰　春分

建议每三个月至医院化验检查项目
记得把每次的检查结果记录下来哦

检查日期	检查项目		测量值
	肝功能	谷丙转氨酶 (U/L)	
		谷草转氨酶 (U/L)	
	肾功能	尿素氮 (mmol/L)	
		肌酐 (μmol/L)	
		尿酸 (μmol/L)	
	电解质	血钾 (mmol/L)	
	血常规	白细胞 ($\times 10^9$/L)	
		红细胞 ($\times 10^{12}$/L)	
		血小板 ($\times 10^9$/L)	
	血糖	空腹血糖 (mmol/L)	
		餐后 2 小时血糖 (mmol/L)	
		糖化血红蛋白	
	血脂	总胆固醇 (mmol/L)	
		甘油三酯 (mmol/L)	
		高密度脂蛋白 (mmol/L)	
		低密度脂蛋白 (mmol/L)	

检查日期	检查项目		测量值
	尿	尿微量白蛋白 (mg/L)	
		尿常规	
	心电图		
	心脏超声	心脏超声检查结果提示	
		左房内径 (19~40mm)	
		室间隔厚度 (6~11mm)	
		左室后壁厚度 (6~11mm)	
		左室舒张末期内径 (35~56mm)	
		左室收缩末期内径 (23~35mm)	
		射血分数 (EF)	
		E 峰与 A 峰比值 (E/A)	

建议您记录下每日的血压、心率

项目 日期	时间	血压 mmHg	心率 次/分	时间	血压 mmHg	心率 次/分	时间	血压 mmHg	心率 次/分
01									
02									
03									
04									
05									
06									
07									
08									
09									
10									
11									
12									
13									
14									
15									

项目 日期	时间	血压 mmHg	心率 次/分	时间	血压 mmHg	心率 次/分	时间	血压 mmHg	心率 次/分
16									
17									
18									
19									
20									
21									
22									
23									
24									
25									
26									
27									
28									
29									
30									
31									

建议您记录下每日的血压、心率

日期＼项目	时间	血压 mmHg	心率 次/分	时间	血压 mmHg	心率 次/分	时间	血压 mmHg	心率 次/分
01									
02									
03									
04									
05									
06									
07									
08									
09									
10									
11									
12									
13									
14									
15									

项目 / 日期	时间	血压 mmHg	心率 次/分	时间	血压 mmHg	心率 次/分	时间	血压 mmHg	心率 次/分
16									
17									
18									
19									
20									
21									
22									
23									
24									
25									
26									
27									
28									

建议您记录下每日的血压、心率

日期＼项目	时间	血压 mmHg	心率 次/分	时间	血压 mmHg	心率 次/分	时间	血压 mmHg	心率 次/分
01									
02									
03									
04									
05									
06									
07									
08									
09									
10									
11									
12									
13									
14									
15									

项目 日期	时间	血压 mmHg	心率 次/分	时间	血压 mmHg	心率 次/分	时间	血压 mmHg	心率 次/分
16									
17									
18									
19									
20									
21									
22									
23									
24									
25									
26									
27									
28									
29									
30									
31									

2018.01
一月上 / 冬

 小寒

2018.01
一 二 三 四 五 六 日
　1　2　3　4　5　6　7
　8　9　10　11　12　13　14
15　16　17　18　19　20　21
22　23　24　25　26　27　28
29　30　31

2018.02
一 二 三 四 五 六 日
　　　　1　2　3　4
　5　6　7　8　9　10　11
12　13　14　15　16　17　18
19　20　21　22　23　24　25
26　27　28

小寒，标志着隆冬时节正式开始，通常是一年中最冷的节气，隆冬"三九天"就开始于小寒内。

周一	周二	周三	周四	周五	周六	周日
01 元旦	**02** 十一月 十六	**03** 十七	**04** 十八	**05** 小寒	**06** 二十	**07** 廿一
08 廿二	**09** 廿三	**10** 廿四	**11** 廿五	**12** 廿六	**13** 廿七	**14** 廿八
15 廿九	16 三十	17 十二月	18 初二	19 初三	20 大寒	21 初五

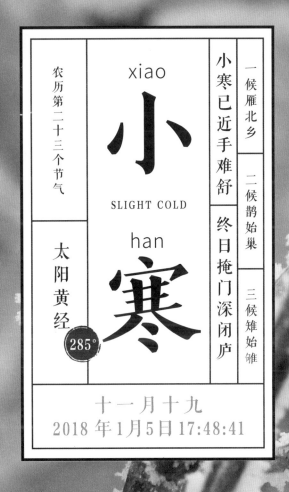

农历第二十三个节气

xiao
小

SLIGHT COLD

han
寒

太阳黄经 285°

小寒已近手难舒　终日掩门深闭庐

一候雁北乡

二候鹊始巢

三候雉始雊

十一月十九
2018 年 1 月 5 日 17:48:41

小寒养生

小寒是高血压、心脑血管疾病高发期。《黄帝内经》论："春夏养阳，秋冬养阴。"冬日万物敛藏，养生就该顺应自然界收藏之势，收藏阴精，使精气内聚，以润五脏。冬季时节，肾的功能强健，则可调节机体适应严冬的变化。所以小寒养生尤其重要的一点就是"养肾防寒"。

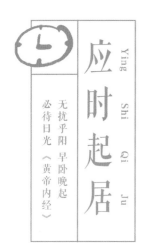

应时起居

Ying Shi Qi Ju

无扰乎阳 早卧晚起
必待日光 《黄帝内经》

二〇一八 降压手账

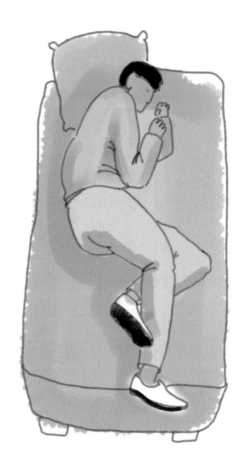

睡眠充足 利于阳气潜藏 阴精蓄锐

在寒冷的冬季，不要因扰动阳气而破坏人体阴阳转换的生理功能。应早睡晚起，有充足的睡眠，有利于阳气潜藏，阴精蓄积。

"子时大睡 午时小憩"潜阳蓄阴

子时和午时都是阴阳交替之时，也是人体经气"合阴"与"合阳"的时候，睡好子午觉，有利于人体养阴、养阳。

保暖始于足下

中医认为，足部受寒，势必影响内脏，脚要保暖，睡前要用温水洗脚，并搓脚心 100~200 次，以补肾健脑。

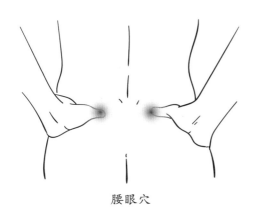

腰眼穴

搓擦腰眼

两手搓热贴按腰部，搓 30 次。所谓"腰为肾之府"，搓擦腰眼可疏通筋脉，增强肾脏功能。

按摩涌泉穴

涌泉穴位于足底部，卷足时足前部凹陷处，约当第 2、3 趾趾缝纹头端与足跟连线的前 1/3 与后 2/3 交点处，为全身腧穴的最下部，乃是肾经的首穴。《黄帝内经》："肾出于涌泉，涌泉者足心也。"推搓涌泉穴对于治疗老年性的哮喘、腰腿酸软、便秘等病效果较明显。当归、红花、鸡血藤等中药材放于锅中，煮成水，每天倒入温水中泡脚使用。泡脚之后揉搓足心涌泉穴 5 分钟，可以收到较好的祛寒效果，还可以促进睡眠。

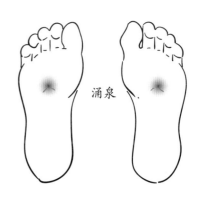

涌泉

一月上 小寒篇

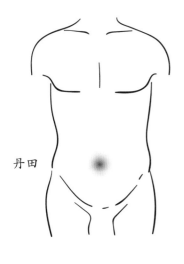

丹田

揉按丹田

选用下丹田，位于脐下 3 寸。两手搓热，丹田处按摩 30 次，可增强人体的免疫功能，强肾固本。

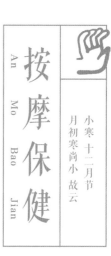

按摩保健
An Mo Bao Jian

小寒 十二月节
月初寒尚小 故云

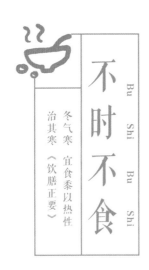

温补阳气　减咸增苦　补心固肾

　　元代忽思慧所著《饮膳正要》曰："冬气寒，宜食黍以热性治其寒。"根据中医"秋冬养阴""无扰乎阳""虚则补之，寒则温之"的原则，在冬季膳食原则中应多吃滋阴潜阳，热量较高的温性膳食为宜，以提高人体的耐寒能力。肾主咸味，心主苦味，咸能胜苦，故冬季饮食之味宜减咸增苦，遵循"少食咸，多食苦"的原则，对于高血压病人来说可以补心气。

推荐食谱

芹菜金菇猪肉汤

[材料] 香芹（中国芹菜）、金针菇各350g，红萝卜（去皮、切块）300g，猪肉400g，生姜1片，盐适量。

[做法] 瓦煲内加清水，煲至水沸后，入红萝卜块、生姜片和猪肉，用中火煲1.5小时，再放入香芹段和金针菇，稍滚，加盐调味即可。

[功效] 清热解毒，利尿降压。适应于肝阳上亢型高血压患者食用。

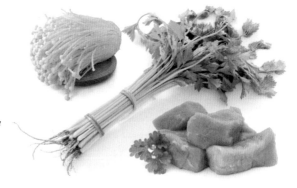

子参肉桂茶

[材料] 太子参10g，肉桂3g，炙甘草3g。

[方法] 将上三味用沸水冲泡后代茶饮用，每日一剂。

[功效] 助阳益气。适用于气虚、阳虚型高血压。

当归生姜羊肉汤

[材料] 当归20g，生姜30g，羊肉500g，黄酒、调料适量。

[做法] 将羊肉洗净，切为碎块，加入当归、生姜、黄酒及调料，炖煮1~2小时，食肉喝汤。

[功效] 温中补血、祛寒强身。适用于神疲乏力、面色苍白、畏寒怕冷之阳虚型高血压。

静神少虑　畅达乐观

在精神调养上要做到"使志若伏若匿，若有私意，若已有得"，力求其静，控制情志活动，保持精神情绪的安宁，含而不露，避免烦扰，使体内阳气得以潜藏。

冬季人容易"上火"，情绪也易发生变化。中医认为"怒则气上，扰动阳气"，因此，冬季要注意情绪调节。要防止因季节性情感失调而出现情绪烦躁或抑郁、懒散嗜睡、昏昏沉沉等现象。

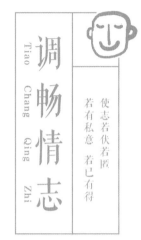

调畅情志
Tiao Chang Qing Zhi
使志若伏若匿 若有私意 若已有得

冬天动一动　少生一场病

中医素有食补不如气补之说，事实证明，冬季适当参与室外活动，使身体受到适当的寒冷刺激，补阳光照射不足，冬季起床后用凉水洗手、洗脸，这对身体有益，可"唤起阳气"，增强耐寒抵抗能力，对适应环境变化有所帮助。

简便易行的冬日健身法

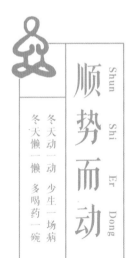

顺势而动
Shun Shi Er Dong
冬天动一动 少生一场病
冬天懒一懒 多喝药一碗

1. 晨起或睡前叩齿50下左右，舌在口内左右转动各5圈，鼓漱40次左右，分二三次咽津液入丹田。
2. 调息入静后，再练吹字功40次左右：
   吸气时两手经腰后上提至胸前、耸肩，呼气时念吹字（不出声），提肛收腹，脚趾抓地，两手由胸前落至膝，屈膝半蹲。
3. 然后，双手攀足，站立或直腿，双手下按足背或抓脚趾，稍停，反复慢做10次左右。
4. 再搓腰50~100次，最后倒退走半小时左右。

也可学打太极拳或拍打功、疏通经络功等；或做慢跑、散步、跳绳、球类等到运动项目。正如"冬时天地气闭，血气伏藏，人不可作劳汗出，发泄阳气"。运动不可过量，不宜出大汗，以防感冒。避免在大风、大雾、雨雪等恶劣天气中锻炼。

心绞痛的家庭急救

高血压病人如果有明显的冠状动脉粥样硬化，可以发生心绞痛，发病多因情绪波动、劳累或过度饱餐，症状为胸前区阵发性疼痛、胸闷，可放射至颈部、左上肢，重者有面色苍白、出冷汗等症状。

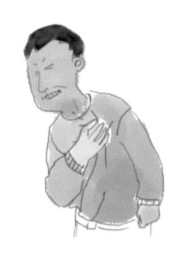

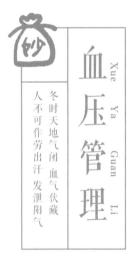

血压管理
Xue Ya Guan Li

冬时天地气闭 血气伏藏
人不可作劳出汗 发泄阳气

急救方法

这时家人要马上让其安静休息，并让其舌下含服硝酸甘油1片，同时给予吸氧，症状可逐步缓解，倘若不能缓解，需立即备车迅速送医院急救，以防耽误病情。

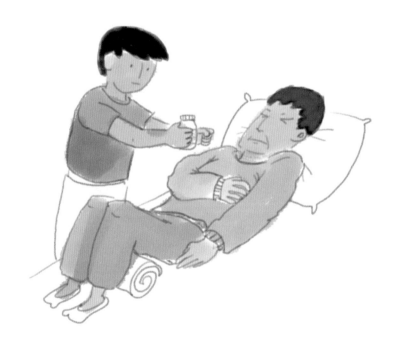

记录您的养生心得：   2018 年 1 月　日

一月上　小寒篇

017　冬

2018.01

一月下 / 冬

大寒

大寒为中者，上形于小寒，
故谓之大……
寒气之逆极，故谓大寒。

2018.01

一	二	三	四	五	六	日
1	2	3	4	5	6	7
8	9	10	11	12	13	14
15	16	17	18	19	20	21
22	23	24	25	26	27	28
29	30	31				

2018.02

一	二	三	四	五	六	日
			1	2	3	4
5	6	7	8	9	10	11
12	13	14	15	16	17	18
19	20	21	22	23	24	25
26	27	28				

周一	周二	周三	周四	周五	周六	周日
15	16	17	18	19	20	21
廿九	三十	十二月	初二	初三	大寒	初五
22	23	24	25	26	27	28
初六	初七	腊八节	初九	初十	十一	十二
29	30	31	01	02	03	04
十三	十四	十五	十六	十七	十八	立春

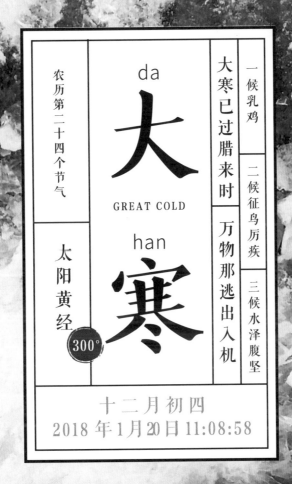

農历第二十四个节气

da
大
GREAT COLD
han
寒

太阳黄经 300°

大寒已过腊来时　万物那逃出入机

一候乳鸡

二候征鸟厉疾

三候水泽腹坚

十二月初四
2018 年 1 月 20 日 11:08:58

大寒养生

　　古有"大寒大寒，防风御寒，早喝人参、黄芪酒，晚服杞菊地黄丸"。大寒时节，衣要厚、住通风、食宜苦，最需预防的是心脑血管疾病、肺气肿、慢性支气管炎等疾病。因此在大寒时节，我们应安心养性，怡神敛气，保持心情舒畅、心境平和，使体内的气血和顺，不扰乱机体内闭藏的阳气，做到"正气存内，邪不可干"。

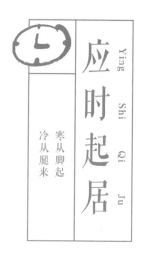

应时起居

Ying Shi Qi Ju

寒从脚起
冷从腿来

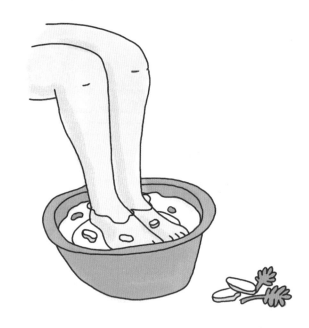

生活起居 "早睡晚起"

大寒时节，在起居方面仍要顺应冬季闭藏的特性，做到早睡晚起，早睡是为了养人体的阳气，晚起是为养阴气，最好养成睡前热水泡脚的好习惯。

俗话说"寒从脚起，冷从腿来"，人的腿脚一冷，全身皆冷。入睡前以热水泡脚，能使血管扩张，血流加快，改善脚部的皮肤和组织营养，降低肌张力，改善睡眠质量，对于预防冻脚和防病保健都有益处。特别是那些爱在夜间看书写作，久坐到深夜的人，在睡觉之前，更应用热水泡脚。

居室常通风

中医认为，冬季危害人体的主要是寒邪，春季则为风邪。大寒时节，日常起居一方面要御寒，另一方面也要防风。

为了避免寒风的侵袭，理应做到早睡晚起，劳逸结合，外出时也要根据自身情况添加保暖衣物。如果室内经常开暖气或空调，除了要经常开窗通风外，最好再通过使用空气加湿器等方法，提高空气中的湿度。此外，人们应该有意识地增加饮水量，千万不要等口干后才想到去喝水。

御寒保暖

大寒时节，天气寒冷，由于老年人容易出现肌肉萎缩和动作缓慢的现象，因此宜选择宽大松软、穿脱方便的冬装。患有气管炎、哮喘、胃溃疡的人，应再增加一件背心，利于保护心、肺和胃部不至于受寒。有关节炎、风湿病的人，制作冬衣时可在贴近肩胛、膝盖等关节部位用棉层或皮毛加厚，从而起到防寒保暖的作用。

按摩保健

An Mo Bao Jian

大寒为中者　上形于小寒
故谓之大寒气之逆极 故谓大寒

健鼻按摩操

食指和拇指按揉鼻翼两侧迎香穴 20 ～ 30 次，用摩擦发热的手掌轻轻按摩鼻尖、鼻翼，正反方向各 10 次。

御寒足浴方

取艾叶 50 克、生姜 15 克、川椒 10 克，开水冲泡浴足 30 分钟。

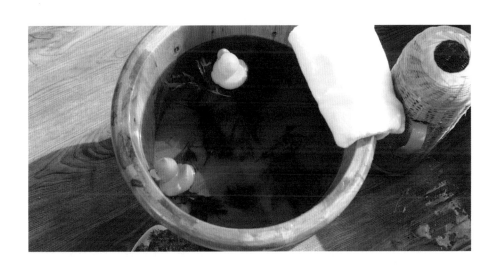

不时不食

Bu Shi Bu Shi

大寒大寒　防风御寒
早喝参芪酒 晚服杞菊地黄丸

减咸增苦　以养心气

"冬主肾，肾主咸，心主苦，咸胜苦，肾水克心火。"大寒是农历年中的最后一个节气，正是由冬到春的过渡时期，饮食起居应随之"转轨"。饮食原则是保阴潜阳，减咸增苦，抵御肾水，滋养心气，以保心肾相交，阴阳平衡。

"三九补一冬，来年无病痛"，冬季进补适宜"封藏"，宜热食，忌黏硬、生冷，但燥热之物不可多吃。食物味道可适当浓一些，保持一定热量。

芪杞炖子鸡

[材料] 童子鸡 1 只（约 500g）、黄芪 30g、枸杞子 30g、白术 10g，调料适量。

[方法] 将童子鸡洗净，切为小块，加入诸补益中药和葱、姜、蒜、盐、酒等调料，用文火慢炖 1 小时，食肉喝汤。

[功效] 有补中益气、滋阴助阳、增强机体抗病能力的作用，适用于体质虚弱、易患风寒感冒者，以及气阴不足之高血压患者。

羊肉炖萝卜

[材料] 白萝卜、羊肉、姜、料酒、食盐适量。

[做法] 将白萝卜、羊肉洗净切块备用；锅内放入适量清水将羊肉入锅，开锅后五六分钟捞出羊肉，把水倒掉；重新换水烧开后放入羊肉、姜、料酒、盐，炖至六成熟，将白萝卜入锅至熟。

[功效] 益气补虚，温中暖下。对腰膝酸软、困倦乏力之虚寒型高血压患者更为适宜。牙痛喉痛、便秘尿痛者等热盛之人不宜。

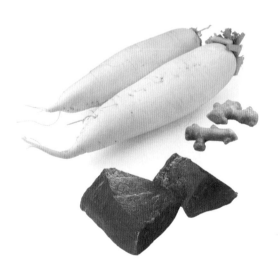

银耳莲子糯米粥

[材料] 糯米、银耳、莲子、枸杞、大米、冰糖适量。

[做法] 将莲子、糯米，分别用清水清洗干净，用清水泡 2 小时左右待用。将银耳清洗干净，水发，再用手撕成碎片待用。把枸杞清洗干净待用。在锅里倒入适量的清水，与莲子、糯米、银耳一起用大火煮开后转用小火，慢慢熬煮至黏稠；放入冰糖与 1 杯清水，大火煮开，再转小火煮 20 分钟。待粥煮至黏稠，撒入枸杞煮熟。

[功效] 气阴两虚型高血压引起的心慌气短、失眠等症。

菊普山楂枸杞茶

[材料] 菊花 10g，枸杞子 30g，山楂 10g，普洱茶适量。

[方法] 将山楂、枸杞入锅中，倒足量水，煮开后保持沸腾 5 分钟，然后关火，将菊花、普洱茶叶放入茶壶中，山楂、枸杞和水一起倒入茶壶中冲泡茶即可。

[功效] 温胃、消脂、滋阴、降压。

黄芪杜仲茶

[材料] 黄芪、杜仲、枸杞、莲子适量。

[方法] 将黄芪、杜仲、莲子沸水煮开后放入枸杞闷泡 15~20 分钟后代茶饮。

[功效] 益气养阴，补肾养心。

安心养性，怡神敛气

所谓"暖身先暖心，心暖则身温"。意思是说心神旺盛，气机通畅，血脉顺和，全身四肢百骸才能温暖，方可抵御严冬酷寒的侵袭。因此在大寒时节，我们应安心养性，怡神敛气，保持心情舒畅，心境平和，使体内的气血和顺，不扰乱机体内闭藏的阳气，做到"正气存内，邪不可干"。

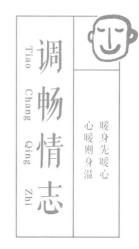

调畅情志

Tiao Chang Qing Zhi

暖身先暖心
心暖则身温

锻炼安排在下午

心血管疾病的发病高峰一般是在一天中交感神经最活跃的一段时间，集中在上午 6~12 时。寒冷的天气会诱发血管痉挛收缩，易出现急性心肌梗死、心律失常等急症。建议最好把锻炼的时间安排在下午。

先热身后运动

老年人锻炼时开始要多穿衣服，戴帽子、手套等。经过暖身活动后，待身体发热时再逐渐减衣服。在室内做全身关节操，活动全身关节，随后做原地跑步锻炼，直到全身发热，手脚温暖，持续 15~20 分钟。

运动强度相对要小

运动的强度要相对小一些，减少疲劳的发生，以便运动后机体能较快地恢复到正常的状态。锻炼结束后，应擦干身上的汗水，并立即换上干净衣服。

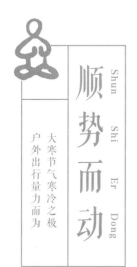

顺势而动

Shun Shi Er Dong

大寒节气寒冷之极
户外出行量力而为

化雪时避免外出活动

大寒气温骤冷，人体血管收缩，血液黏稠，容易引发心脑血管疾病。当人受冷空气直吹，容易引起冠状动脉痉挛、收缩和血压升高，造成心绞痛发作。应注意防寒保暖，化雪的时候天气格外寒冷，患有心脑血管疾病的老人最好不要外出。

一月下 大寒篇

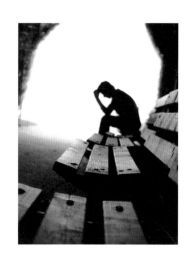

突发中风的注意事项

  高血压病人特别是血压波动较大的人，可能出现中风，冬季尤其多见。年龄45岁以上的中老年人，尤其是高血压、糖尿病患者，特别是在激动、紧张、失眠、过度疲劳，有时甚至在大便用力的情况下，如果突然发生剧烈头晕，恶心、呕吐，肢体活动不利，口眼歪斜，吞咽困难，一过性失忆、失语，视物障碍等症状时，需要警惕中风或中风先兆，应及时就诊。如果出现头痛剧烈，则可能是蛛网膜下腔出血，建议立刻急诊就诊。

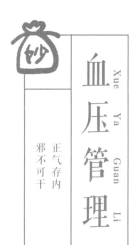

血压管理

Xue Ya Guan Li

正气存内
邪不可干

急救方法

1. 当病人突然昏倒，且自述有头痛、恶心、呕吐等症状，首先应小心将病人抬到卧室或宽敞的场所，让病人平卧，同时尽快与急救中心联系。

2. 保持病人呼吸道通畅，及时解开衣领、裤带，必要时将上衣用剪刀剪开，以减少呼吸的阻力，有假牙者应将假牙取下，体位以侧卧位为宜，使口腔分泌物及呕吐物易于流出，如果病人心跳呼吸骤停，应立即进行人工呼吸和胸外按摩。

3. 如果病人神志清醒，应让病人静卧，并安慰病人，防止病人过度悲伤和焦虑不安。同时稍稍抬高其头部，做一些肢体按摩，减轻颅内压力。

4. 尽量避免长途运送病人。急性期病人长时间运送，一方面耽误治疗，一方面途中的震动有可能加重脑出血，因此应就近治疗。距医院较远时，运送途中尽量减少病人身体及头部的震动，头部要有专人保护，担架要垫得厚一些，软一些，心情再急，送护车也要一路慢行。如果从楼上抬下病人，应头部朝上脚朝下，这样可以减少脑部出血。

5. 昏迷较深、呼吸不规则的危重病人，应待急救中心人员到达，经初步处理，病情相对稳定后再送往医院。

记录您的养生心得：　　　　　　　　　　2018 年 1 月　　日

一月下
大寒篇

2018.02
二月上 / 春

立春

立春，谓春季开始之节气。
气温回升，大地回春，
万物充满生机。

2018.02

一	二	三	四	五	六	日
			1	2	3	4
5	6	7	8	9	10	11
12	13	14	15	16	17	18
19	20	21	22	23	24	25
26	27	28				

2018.03

一	二	三	四	五	六	日
			1	2	3	4
5	6	7	8	9	10	11
12	13	14	15	16	17	18
19	20	21	22	23	24	25
26	27	28	29	30	31	

周一	周二	周三	周四	周五	周六	周日
29 十三	30 十四	31 十五	01 十二月 十六	02 十七	03 十八	04 立春
05 二十	06 廿一	07 廿二	08 小年	09 廿四	10 廿五	11 廿六
12 廿七	13 廿八	14 廿九	15 除夕	16 春节	17 正月 初二	18 初三

026

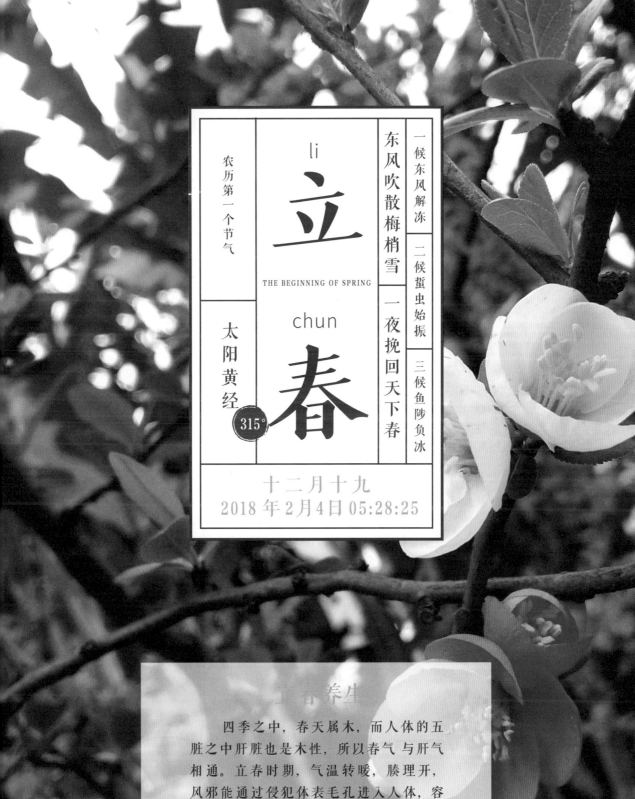

农历第一个节气

li
立
chun
春

THE BEGINNING OF SPRING

太阳黄经 315°

东风吹散梅梢雪
一夜挽回天下春

一候东风解冻
二候蛰虫始振
三候鱼陟负冰

十二月十九
2018 年 2 月 4 日 05:28:25

立春养生

四季之中，春天属木，而人体的五脏之中肝脏也是木性，所以春气与肝气相通。立春时期，气温转暖，腠理开，风邪能通过侵犯体表毛孔进入人体，容易攻击人体阳气聚集的部位，如背部、头部、上肢等。不注意保暖则更易感冒。

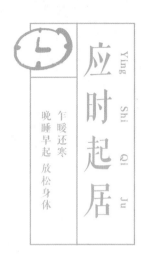

应时起居

午暖还寒
晚睡早起 放松身体

晚睡早起，防寒保暖

  最晚睡觉时间放宽到晚上 11 时，到了早晨，可以比冬季起得早一些，到户外去散散步，放松身体。

  初春时节，特别是乍暖还寒的时候要特别注意春捂秋冻，最好不要过早地减少衣物，仍应该注意保暖，防风。春捂要特别重视对头、脚、颈、手这些部位的保暖，否则很容易降低身体免疫力，导致疾病入侵。

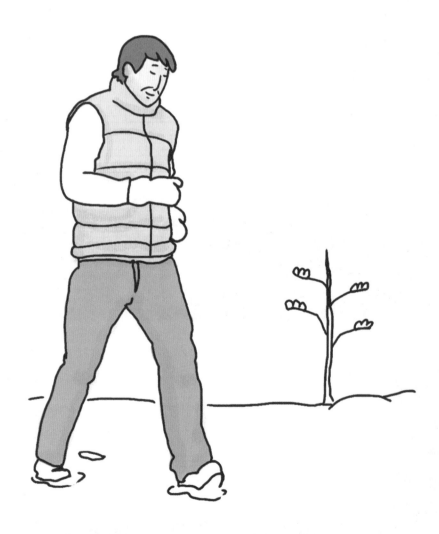

按摩肝俞穴

肝俞穴位于背部，第9胸椎棘突下，旁开1.5寸，是肝的背俞穴，是肝的元气在身体背部汇聚而成的"水潭"，肝俞是养肝不可缺少的养生要穴。肝俞与太冲搭配，在中医里属于"俞原配穴"法，能够补肝阴，养肝柔肝。

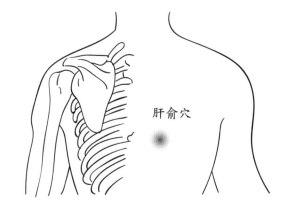

肝俞穴

按压太溪穴

太溪穴位于足内侧，内踝后方与脚跟骨筋腱之间的凹陷处。双侧对称，也就是两个。

高血压主要有肝阳上亢型和肝肾阴虚型，多与肝肾两脏有关。而太溪穴这个养生要穴是肾的原穴，是储存肾脏元气的仓库。肝属木，肾属水，树木需要水的浇灌才能健康成长，所以养肝必须要滋阴。用太溪调动肾脏的功能，能够更好地"滋水涵木"。

坚持每天揉按、刺激"太溪穴"，就能够调动起生命的原动力，使气血上达于面、下行于足。揉按最佳时间为每晚9点，每次按30下，按揉时一定要有酸胀的感觉。

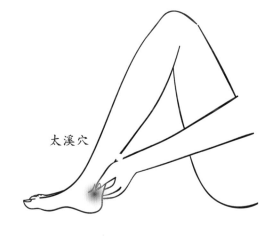

太溪穴

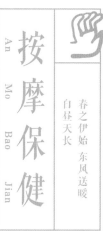

按摩保健

An Mo Bao Jian

春之伊始 东风送暖
白昼天长

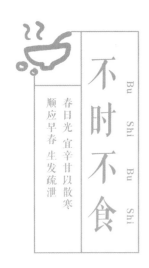

不时不食

Bu Shi Bu Shi

春日光 宜辛甘以散寒

顺应早春生发疏泄

推荐
食谱

生发阳气　顺应天时

春季宜食用具有辛甘发散性质的蔬菜，如油菜、香菜、韭菜、洋葱、芥菜、白萝卜、茼蒿、大头菜、茴香、白菜、芹菜、菠菜、茴香菜、黄花菜、蕨菜、莴苣、茭白、竹笋、黄瓜、冬瓜、南瓜、丝瓜、茄子等。

菠菜白萝卜虾仁粥

[材料] 大米 150g，白萝卜 50g，虾仁 50g 和菠菜 50g，生姜末些许。

[做法] 虾仁从背部剖开，菠菜和白萝卜焯水，把菠菜切末，白萝卜切丁，米洗净放入高压锅中，开始冒气起关火，待气阀排气结束，放入白萝卜煮一小会，把虾仁、生姜末放入，把菠菜放入煮一会儿，即可盛出。

[功效] 补益气血、滋阴润燥。

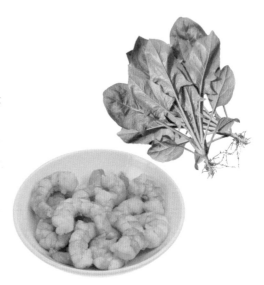

春笋炒肉末

[材料] 春笋 300g，肉末 150g。

[做法] 春笋可事先入冷水锅煮滚后盛出以去涩，切小碎粒，肉末加适量生粉，料酒去腥，可根据口味加酱油调味。起油锅，肉末放入煸炒数下盛出待用，锅内放油，春笋放入锅内煸炒，放入适量盐糖，炒至春笋略变色，加入肉末一起翻炒至熟，可根据喜好加蚝油或辣椒等。

[功效] 补血益气，健脾化痰。

玫瑰花蜂蜜茶饮

[材料] 矿泉水或山泉水，玫瑰花、蜂蜜。

[做法] 准备瓷器、陶器，也可以用玻璃的茶具，水煮开后放置一会儿，以比较快的速度冲泡开玫瑰花和蜂蜜，即可饮用。

[功效] 理气解郁，化湿和中，活血散瘀，养阴润肺。

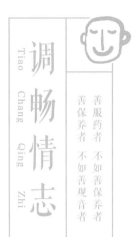

夫精神志意者　静而日充者壮

调畅情志　Tiao Chang Qing Zhi

善服药者　不如善保养者
善保养者　不如善观音者

中国的音乐疗法观念由来已久，《黄帝内经》就专门有关于五音对五脏的观念颇为详细的讲解。五音为"角、徵、宫、商、羽"，对应的五脏为"肝、心、脾、肺、肾"。因此，立春推荐多听角调音乐。

音乐推荐

《庄周梦蝶》
《春风得意》
《江南好》

简便易行的健身法

散步：适合 50 岁以上的中老年群体以及患有心肺疾病和膝关节疾病而不适合剧烈运动的青年群体。根据自己的体力，每次运动时间在 1 小时左右，每周 5 次。

慢跑：适合青年以及身体素质较好的中年甚至老年群体，时间在半小时至一小时为宜，每周 3 次为佳。

放风筝：运动量较小，根据自身体能情况，无特殊时间及量的限制，适合带小孩散心，放风，陶冶情操。

保健操：诸如广场舞、太极等运动，为类似慢跑的有氧运动，时间及频率参考慢跑。

注：无论何种运动，不宜出汗过多，微微汗出便可。

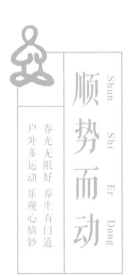

顺势而动　Shun Shi Er Dong

春光无限好　养生有门道
户外多运动　乐观心情妙

血压变化特点

春季乍暖还寒，血压昼夜波动较大。

用药注意事项

不可盲目减药，应在严格监测血压的情况下规律服药。

药物调整

高血压药物，仍推荐长效稳定的降压药物，如经过多次不同日期测量，血压值低于110/70mmHg者，可选择适当减少药量。

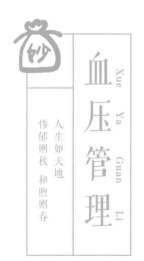

血压管理

Xue Ya Guan Li

人生如天地
惨郁则秋 和煦则春

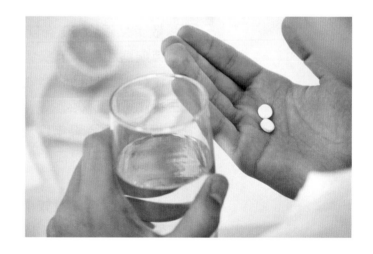

记录您的养生心得：   2018 年 2 月　日

二月上 立春篇

春

2018.02

二月下 / 春

雨水

2018.02

一	二	三	四	五	六	日
			1	2	3	4
5	6	7	8	9	10	11
12	13	14	15	16	17	18
19	20	21	22	23	24	25
26	27	28				

2018.03

一	二	三	四	五	六	日
			1	2	3	4
5	6	7	8	9	10	11
12	13	14	15	16	17	18
19	20	21	22	23	24	25
26	27	28	29	30	31	

雨水，意味着进入气象意义的春天。
雨水过后，降水增多，气温回升。
春回大地，春暖花开。

周一	周二	周三	周四	周五	周六	周日
12	13	14	15	16	17	18
廿七	廿八	廿九	除夕	春节	正月 初二	初三
19	20	21	22	23	24	25
雨水	初五	初六	初七	初八	初九	初十
26	27	28	01	02	03	04
十一	十二	十三	十四	十五	十六	十七

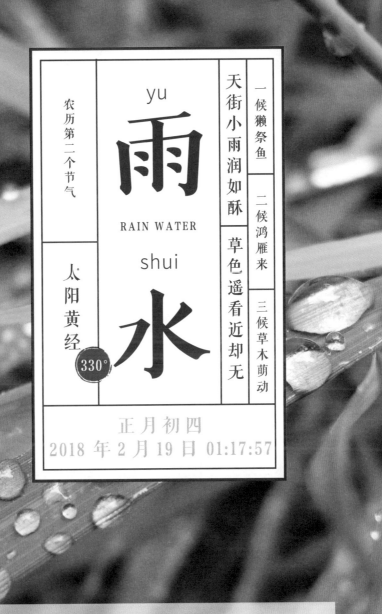

农历第二个节气

太阳黄经 330°

yu
雨
RAIN WATER
shui
水

天街小雨润如酥

草色遥看近却无

一候獭祭鱼

二候鸿雁来

三候草木萌动

正月初四
2018 年 2 月 19 日 01:17:57

雨水养生

雨水节气之后，随着降雨有所增多，外界湿气增多。中医认为，湿邪最易伤及脾胃，五行之中，肝木与脾土为相克关系，肝阳上亢，发为眩晕，高血压又属于眩晕范畴，因此若脾胃受外界湿邪侵袭，而本就上亢的肝气更易犯脾胃，导致消化功能失调，气血生化失常，轻则腹泻、纳差，重则乏力、气短，全身不适。

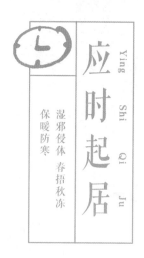

应时起居

湿邪侵体 春捂秋冻
保暖防寒

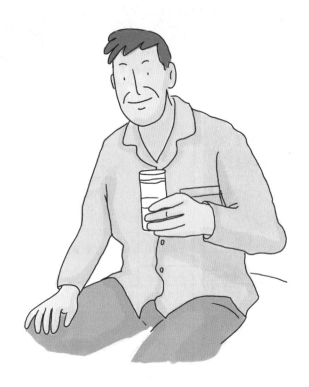

注意"倒春寒"现象

　　雨水之后空气中水分增加，气温偏低，且空气中的寒湿之邪容易侵袭人体。这种湿寒的气候对人体内脏和关节有一定的影响。不要过早减去外衣，应多捂一段时间，以缓慢调整身体的阴阳平衡，适应新的气候条件。

"春捂秋冻" 捂好下半身

　　都说春捂秋冻，如何捂法才合理呢，原来寒湿之邪自有其特色，中医"湿性重浊，其性趋下"，也就是说，湿邪容易侵袭人体下半身，在初春乍暖还寒的时节，要注意做好下半身的保暖工作。腿脚的保暖工作做好了，才能防止春季病邪的入侵。尤其是老年人更不能把下身衣服减得太多。

好雨知时节

《月令七十二候集解》提到："正月中，天一生水。春始属木，然生木者必水也，故立春后继之雨水。且东风既解冻，则散而为雨矣。"雨水节气前后，万物开始萌动，春天就要到了。

春季是万物生发的季节，属木，雨水为春季的第二个节气，五行对应的脏器为"肝"。

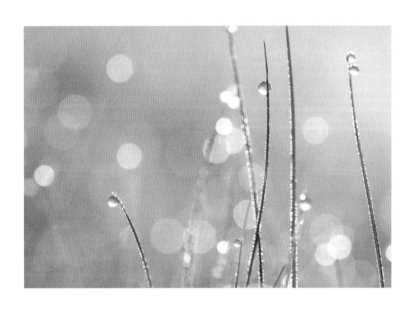

少食酸食 多吃甜食

初春为生发的时节，人体肝气亦随之生发，而酸味食物入肝，酸味又具有收敛的特性，对于阳气的生发及肝脏的疏泄极为不利。一方面需要肝气顺利生发，另一方面又需要防止肝气太过，制约脾土，而甜味入脾，适当增加甜味食物，可以增脾气，防止肝旺伤脾。

雨水节气养生，为顺应肝气的生发，应该吃些辛甘发散之品。饮食调养要投脏腑所好。而在生活起居方面要逐渐晚睡早起，调养心情，防肝火上升。

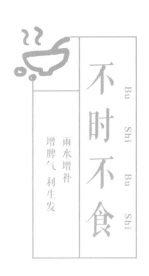

不时不食

Bu Shi Bu Shi

雨水增补
增脾气 利生发

推荐食谱

山药薏米粥

[材料] 准备薏米200g，山药100g，蜜枣数枚，糯米适量，生姜末些许。

[做法] 山药去皮，切块，与其他材料一起放入高压锅中，煮至熟，盛出食用。

[功效] 健脾化湿，补益脾肾。

姜枣人参茶

[材料] 矿泉水或山泉水，生姜、红枣、白参。

[做法] 准备瓷器、陶器，也可以用玻璃的茶具，白参放入水中，小火煎煮至水开，水煮开后冲泡生姜、红枣，白参亦加入茶饮中，即可饮用。建议喝完后，将白参嚼碎服下。

[功效] 辛甘化阳，温中健脾。

韭菜炒鸡蛋

[材料] 韭菜300g，鸡蛋3枚。

[做法] 蛋打入碗内，加料酒、食盐搅打均匀。将韭菜清洗干净，控干水分后切成3厘米长的段待用。把姜切成丝。锅中放油烧热，加入鸡蛋炒熟盛出。锅中留底油爆香姜丝。倒入韭菜煸炒，待韭菜断生，加入生抽翻炒均匀。倒入炒好的鸡蛋。快速翻炒均匀，加入鸡精调味即可。

[功效] 温中下气，补虚益阳。

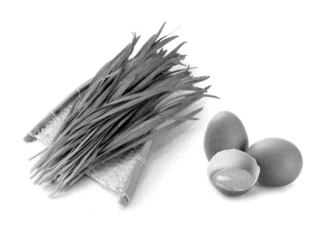

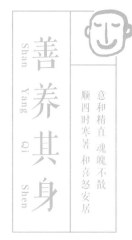
湿气侵袭　伤筋动骨

雨水后，春风送暖，致病的细菌、病毒易随风传播，故春季传染病常易暴发流行。

雨水关节炎多发，春季气温转暖，身体偏热的人容易凭感觉减少外衣，结果湿寒入骨，易伤骨关节致病。既往有骨关节疾病的人，关节受湿气侵袭，关节疾病易复发。

疏肝健脾操

面向南方，身体站直，想象自己站在黄土中央的位置，两脚分开，与肩同宽，双手自然下垂，眼睛平视前方。

两手置于两胁处，慢慢向上捋，两手顺着肋骨的方向，两掌于胸前汇合，再慢慢向上伸展，过顶，想象一下伸懒腰的动作，两手慢慢打开，向外画圈放下。

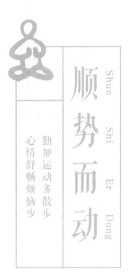

顺势而动
Shun Shi Er Dong

勤加运动多散步
心情舒畅烦恼少

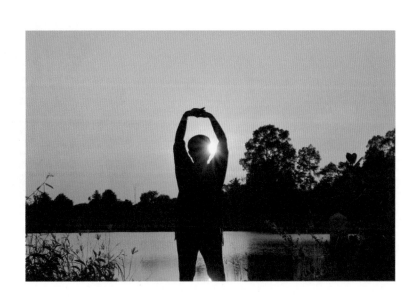

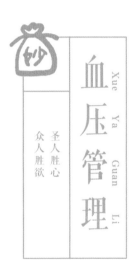

血压管理

Xue
Ya
Guan
Li

圣人胜心
众人胜欲

　　雨水季节，血压的管理大体与立春接近，值得注意的是，气温回升，阳气升发，如若阳气升发不畅，反而会导致头晕、头身困重等症状，因此，雨水季节的血压管理需配合适当的户外运动，调畅情志，让阳气得升，运动与饮食相结合，达到一个良性循环。

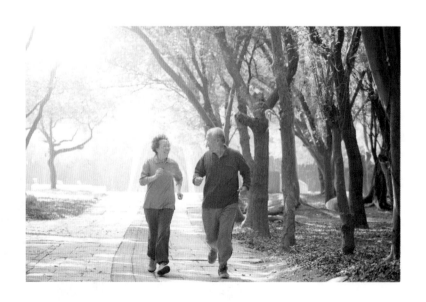

记录您的养生心得：　　　　　　　　2018 年 2 月　　日

二月下 雨水篇

2018.03

三月上 / 春

惊蛰

惊蛰时，蛰虫惊醒
天气转暖，渐有春雷。
进入春耕。

2018.03

一	二	三	四	五	六	日
			1	2	3	4
5	6	7	8	9	10	11
12	13	14	15	16	17	18
19	20	21	22	23	24	25
26	27	28	29	30	31	

2018.04

一	二	三	四	五	六	日
						1
2	3	4	5	6	7	8
9	10	11	12	13	14	15
16	17	18	19	20	21	22
23	24	25	26	27	28	29
30						

周一	周二	周三	周四	周五	周六	周日
26 正月十一	27 十二	28 十三	01 十四	02 元宵节	03 十六	04 十七
05 惊蛰	06 十九	07 二十	08 妇女节	09 廿二	10 廿三	11 廿四
12 植树节	13 廿六	14 廿七	15 廿八	16 廿九	17 二月	18 龙头节

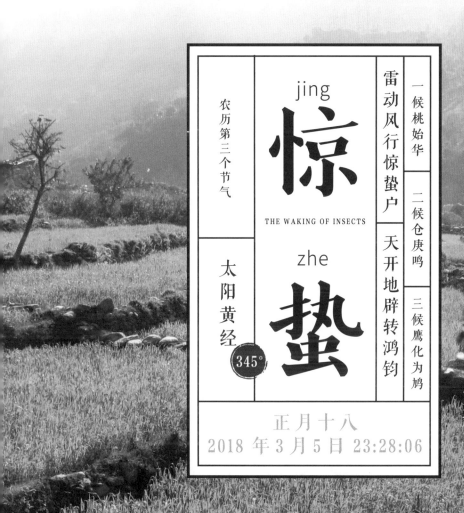

农历第三个节气

jing

惊

THE WAKING OF INSECTS

zhe

蛰

太阳黄经 345°

雷动风行惊蛰户

天开地辟转鸿钧

一候桃始华

二候仓庚鸣

三候鹰化为鸠

正月十八

2018 年 3 月 5 日 23:28:06

惊蛰养生

　　惊蛰过后万物复苏，是春暖花开的季节，同时却也是各种病毒和细菌活跃的季节。惊蛰时节人体的肝阳之气渐升，阴血相对不足，养生应顺乎阳气的升发、万物始生的特点，使自身的精神、情志、气血也如春日一样舒展畅达，生机盎然。

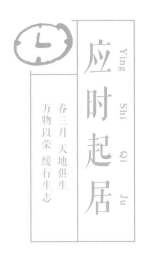

应时起居

Ying Shi Qi Ju

春三月 天地俱生
万物以荣 缓行生志

晚睡早起　散步缓行

《黄帝内经》曰："春三月，此谓发陈。天地俱生，万物以荣。夜卧早行，广步于庭，披发缓行，以使志生。"其意是，春季万物复苏，应该晚睡早起，散步缓行，可以使精神愉悦、身体健康。

惊蛰前后阴寒未尽，冷暖空气交替频繁，乍暖还寒，气候干燥，"春捂"尤为重要，避免着凉感冒。

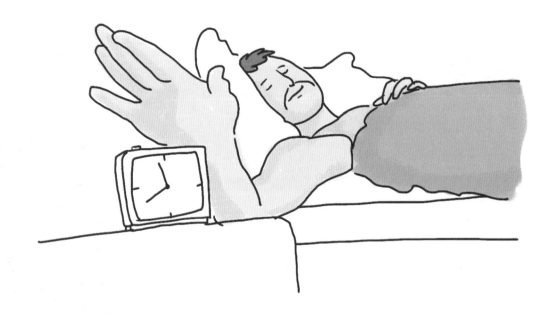

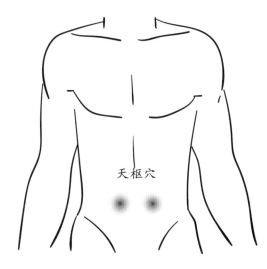

天枢穴

按摩天枢穴

　　天枢穴属于足阳明胃经，是大肠的募穴，位于腹部，横平脐中，前正中线旁开2寸，当腹直肌及其鞘处。是阳明脉气所发，主疏调肠腑、理气行滞、消食，是腹部要穴，主治腹痛、腹胀、便秘、腹泻、痢疾等胃肠疾病及月经不调、痛经等妇科疾患。

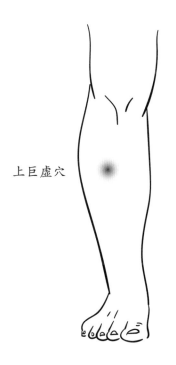

上巨虚穴

按摩上巨虚穴

　　上巨虚穴属足阳明胃经，为大肠之下合穴，在小腿前外侧，当犊鼻下6寸，距胫骨前缘一横指（中指）。主治下肢痿痹、膝痛，以及泄泻、痢疾、肠鸣、便秘等胃肠疾病。

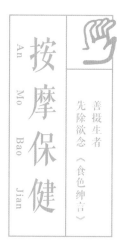

按摩保健

An Mo Bao Jian

善摄生者
先除欲念
《食色绅言》

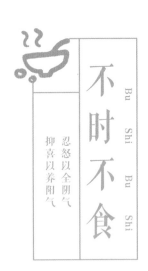

不时不食

Bu Shi Bu Shi

忍怒以全阴气
抑喜以养阳气

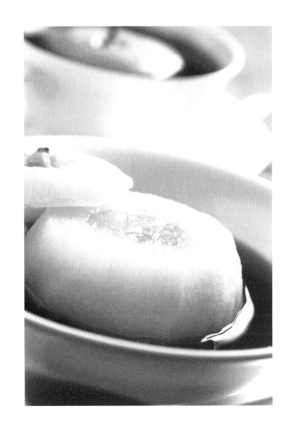

清温平淡　滋阴润肺

　　惊蛰天气明显变暖，饮食应清温平淡，多食用一些新鲜蔬菜及蛋白质丰富的食物，如春笋、菠菜、芹菜、鸡、蛋、牛奶等，增强体质抵御病菌的侵袭。惊蛰时节，乍暖还寒，气候比较干燥，很容易使人口干舌燥、外感咳嗽。生梨性寒味甘，有润肺止咳、滋阴清热的功效，民间素有惊蛰吃梨的习俗。梨的吃法很多，比如生食、蒸、榨汁、烤或者煮水，特别是冰糖蒸梨对咳嗽具有很好的疗效，而且制作简单方便，平时不妨把其当作甜点食用。另外，咳嗽患者还可食用莲子、枇杷、罗汉果等食物缓解病痛，饮食宜清淡，油腻的食物最好不吃，刺激性的食物如辣椒、葱、蒜、胡椒也应少吃。

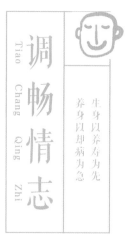

调畅情志

Tiao Chang Qing Zhi

生身以养寿为先
养身以却病为急

物来顺应　事过心宁

建议音乐的辅助治疗每日 2~3 次，每次以 30 分钟左右为宜。最好戴耳机，避免外界干扰。治疗中不能总重复一首乐曲，以免久听生厌。治疗的音量应掌握适度，一般以 70 分贝以下疗效最佳。

从五行的角度来讲，惊蛰推荐多听角调音乐。

推荐音乐

《姑苏行》

《牧笛》

春回大地　强身健体

春天正值大地回春，万物苏醒的季节，到处都是生机一片。这正是人们身体恢复功能、强身健体的好时机。我们应该在这个季节里多做运动，好让我们的血液循环加快，为体内的细胞提供新鲜的营养。

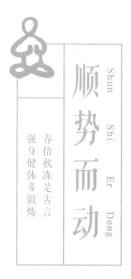

顺势而动

Shun Shi Er Dong

春捂秋冻是古言
强身健体多锻炼

伸懒腰可解乏、醒神、增气力、活肢节。所以提倡春季早起多伸懒腰。

春季散步可以消除疲劳，有助于健康。散步时可配合擦双手、揉摩胸腹、捶打腰背、拍打全身等动作，有利于人体疏通气血，生发阳气。

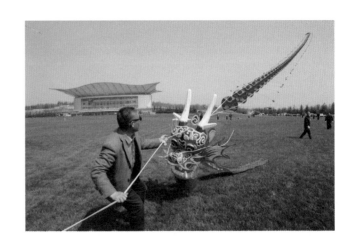

在户外放风筝除了能强身健体，促进人体血液循环，加快新陈代谢之外，还能呼吸到室外的新鲜空气，排出堆积在身体内一个冬天的浊气，一举多得。

血压管理

Xue Ya Guan Li

气有一息之不运
则血存一息之不行

血压变化特点

惊蛰前后乍暖还寒，血压昼夜波动较大。

用药注意事项

不可盲目减药，应在医生指导下调整药物。

食疗

海蜇皮、芹菜汁可预防高血压。

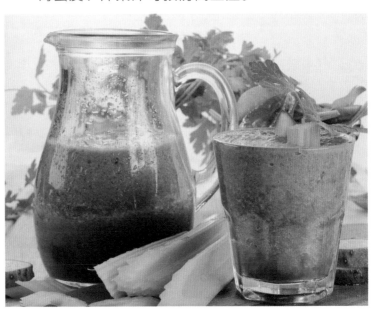

记录您的养生心得：

三月上·惊蛰篇

2018.03

三月下 / 春

春分

春分昼夜等长。
气温回升,生机盎然。
万物复苏,进入春天。

2018.03

一	二	三	四	五	六	日
			1	2	3	4
5	6	7	8	9	10	11
12	13	14	15	16	17	18
19	20	21	22	23	24	25
26	27	28	29	30	31	

2018.04

一	二	三	四	五	六	日
						1
2	3	4	5	6	7	8
9	10	11	12	13	14	15
16	17	18	19	20	21	22
23	24	25	26	27	28	29
30						

周一	周二	周三	周四	周五	周六	周日
12	13	14	15	16	17	18
植树节	廿六	廿七	廿八	廿九	二月	龙头节
19	20	21	22	23	24	25
初三	初四	春分	初六	初七	初八	初九
26	27	28	29	30	31	01
初十	十一	十二	十三	十四	十五	十六

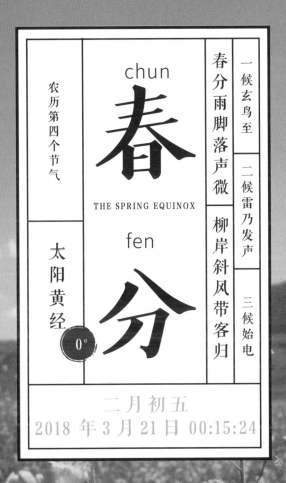

农历第四个节气

chun

春

THE SPRING EQUINOX

fen

分

太阳黄经 0°

春分雨脚落声微　柳岸斜风带客归

一候玄鸟至

二候雷乃发声

三候始电

二月初五
2018 年 3 月 21 日 00:15:24

春分养生

　　春季与肝相应，春分养生应注意护肝。阳虚之体，因素体阳弱不能与阴平衡，于是阳虚的本质更易显露出来。因春天风大，中医认为风木克脾土，平素脾虚舌苔白好拉肚子的人，此时更易出现腹痛腹泻。春分前后，昼夜温差仍然较大，冷空气活动也很频繁，稍不注意，就容易着凉感冒。

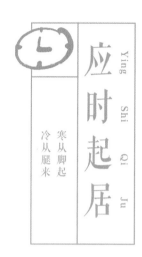

应时起居

寒从脚起
冷从腿来

寒流侵袭　注意保暖

仕起居方面，虽然春分天气日渐暖和，但仍时会有寒流侵袭。此时，要注意添减衣被，"勿极寒，勿太热"，穿衣可以下厚上薄，注意下肢及脚部保暖，最好能够微微汗出，以散去冬天潜伏的寒邪。尤其是老人及小孩，抵抗力差，容易患流感或风疹等传染病，更应注意适时添减衣被，可以多晒太阳，以利祛散寒邪。

春分时节人体的血液和激素活动正处于相对的高峰期，而多变的气候容易导致人体的平衡失调，诱发高血压、心脏病及月经失调，同时易产生眩晕、失眠等症，所以要避免情绪的波动，调理情绪非常重要。应该利用生机盎然的好时机，多做户外活动，多去庭院散步、户外踏青，使情绪舒畅，赏心怡情，才能与"春生"之机相适应，符合春季保养"生机"的道理。

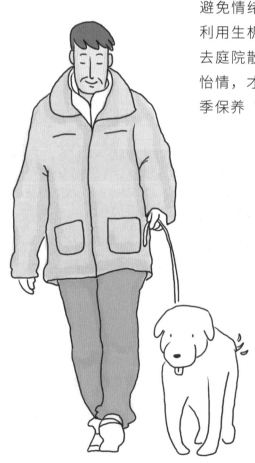

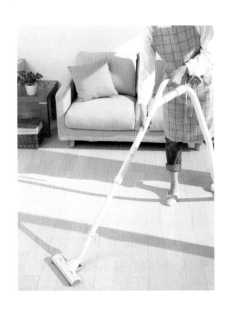

日常生活中应当起居有常，劳逸结合，使生活节奏随着时间、空间和四时气候的改变而进行调整。将居室安排得舒适有序，对身心的健康也很有益处。日间生活中注意补充水分和电解质，以促进血液系统循环。还应保持室内空气清新洁净，多做室内卫生，清除角落和死角的污垢，可减少呼吸系统疾病。

按摩或艾灸合谷穴

合谷穴别名"虎口"，在手背第一、二掌骨之间，当第二掌骨桡侧中点处。以一手的拇指指骨关节横纹，放在另一手拇、食指之间的指蹼缘上，当拇指尖下便是合谷穴。由于肌肉间间隙较大，因而三间穴传来的气血在本穴处汇聚，汇聚之气形成强大的水湿云气场，故名"合谷"。

合谷穴属于大肠经的总开关，是大肠经气血会聚的地方，有"颜面合谷收"的说法，可以调理大肠经的气血。艾灸合谷穴，使合谷穴达到温热的程度，可达到调理肠胃、宽胸理气的作用。

另外，合谷穴具有升清降浊、宣通气血的功能，但体质较差者不宜给予强刺激，孕妇则要禁忌。

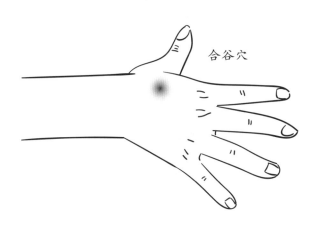

合谷穴

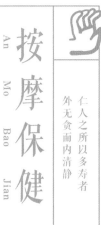

按摩保健
An Mo Bao Jian

仁人之所以多寿者
外无贪而内清静

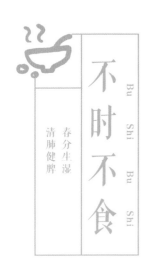

不时不食

春分生湿
清肺健脾

Bu
Shi
Bu
Shi

少食酸食　多吃甜食

春分属仲春，此时肝气旺，肾气微，故在饮食方面要戒酸增辛，助肾补肝。同时，由于肝气旺，易克脾土，雨水较多，易生湿，因此饮食方面同时也要注意健运脾胃，健脾祛湿。饮食上可多吃姜、葱、荞麦、韭菜、淮山、枸杞、土豆、花椰菜、鸡肉、鲤鱼、鲫鱼等，同时也可结合药膳进行调理。

蜂蜜也是"吃春"的首选，中医认为，蜂蜜味甘，入脾胃二经，能补中益气、润肠通便。春季气候多变，天气乍暖还寒，人往往容易感冒。由于蜂蜜含有多种矿物质、维生素，还有清肺解毒的功能，故能增强人体免疫力，是春季最理想的滋补品。

红枣是一味春季养脾佳品。我国古代名医孙思邈说过："春日宜省酸增甘，以养脾气。"意思是说，春季宜少吃酸的，多吃甜的。中医认为春季为肝气旺盛之时，多食酸味食品会使肝气过盛而损害脾胃，所以应少食酸味食品。而人们在春天里的户外活动比冬天增多，体力消耗较大，需要的热量增多。但此时脾胃偏弱，胃肠的消化能力较差，不适合多吃油腻的肉食，因此，热量可适当由甜食供应。

推荐食谱

蜂蜜水

[材料]1~2匙蜂蜜。
[做法] 以一杯温开水冲服或加牛奶服用。
[功效] 对身体有滋补的作用。

菊花粥

[材料] 菊花 15g，粳米 100g。
[做法] 菊花、粳米放锅中，加适量清水，加盖，旺火煮沸，文火熬至成粥即可。
[功效] 该粥散风热、清肝火、降血压。适用于头晕、头痛、目赤、疔疮肿毒、原发性高血压等。

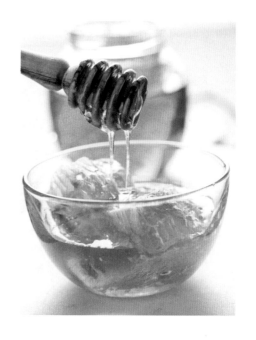

欲定不欲乱　欲聚不欲散

　　中国的音乐疗法观念由来已久，《黄帝内经》就有专门于五音对五脏的观念颇为详细的讲解。五音为"角、徵、宫、商、羽"；对应的五脏为"肝、心、脾、肺、肾"。因此立春推荐多听角调音乐。

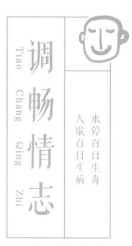

调畅情志
Tiao Chang Qing Zhi

水停百日生毒
人歇百日生病

音乐推荐

《鹧鸪飞》
《江南丝竹》

动静适宜　以养情致

　　春分时节运动养生应遵循该时节的物候特点，动静适宜，以养情志、保健康。

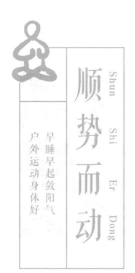

顺势而动
Shun Shi Er Dong

早睡早起敛阳气
户外运动身体好

　　爬行健身　模仿动物进行爬行锻炼，对防治冠心病、痔疮和下肢静脉曲张有较好效果。

　　提肛养生　人进入中年以后，身体各种机能开始下降，肛门松弛，易患痔疾、脱肛、便秘等症。这是人体衰老的一个重要信号。若此时不采取积极的防止措施，发展下去定会影响人的健康。"提肛"可固精益肾、延缓衰老。一般若能坚持提肛一年以上，即可见效。

　　注：这些运动都能使身体的相关部位得到充分的舒展。

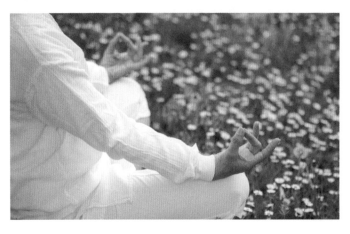

静坐 早在战国时期，庄子就主张要摒弃私欲，在静中养生。明朝的王阳明继承发扬了这一学说，创建了静坐术。文学巨匠郭沫若年轻时疾病缠身，痛苦不堪，后来练习静坐，顽疾消除，一直活到86岁。现代医学研究表明，静坐时人的耗氧量显著下降，心脏负荷减轻，脑血流量增加，人的身心得到充分休息，大脑功能得到积极调整，从而大大提高了人的身体素质，使人耳聪目明健康起来。

血压变化特点

春分时节天气日渐暖和，但日夜温差较大，因此血压昼夜波动较大。

用药注意事项

不可盲目减药，应在专科医生指导下规律服药。

药物调整

注意膳食平衡，限制食盐摄入，适当加用菊花泡茶。

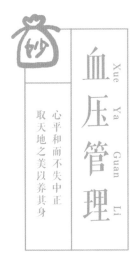

血压管理

Xue Ya Guan Li

心平和而不失中正
取天地之美以养其身

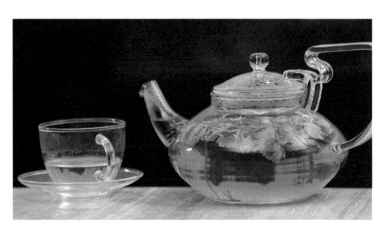

记录您的养生心得：   2018 年 3 月   日

三月下　春分篇

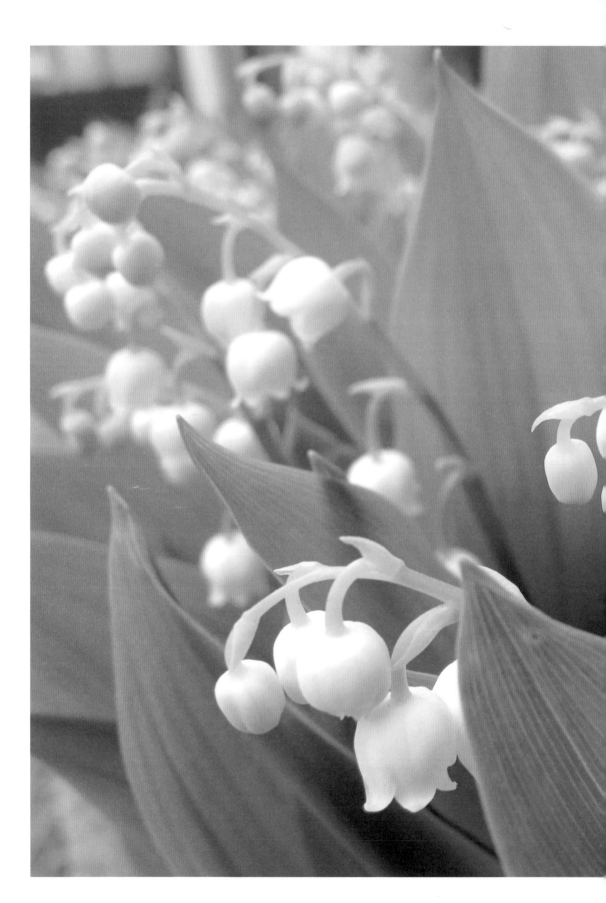

第二季度

清明　谷雨
立夏　小满
芒种　夏至

建议每三个月至医院化验检查项目
记得把每次的检查结果记录下来哦

检查日期	检查项目		测量值
	肝功能	谷丙转氨酶 (U/L)	
		谷草转氨酶 (U/L)	
	肾功能	尿素氮 (mmol/L)	
		肌酐 (μmol/L)	
		尿酸 (μmol/L)	
	电解质	血钾 (mmol/L)	
	血常规	白细胞 ($\times 10^9$/L)	
		红细胞 ($\times 10^{12}$/L)	
		血小板 ($\times 10^9$/L)	
	血糖	空腹血糖 (mmol/L)	
		餐后 2 小时血糖 (mmol/L)	
		糖化血红蛋白	
	血脂	总胆固醇 (mmol/L)	
		甘油三酯 (mmol/L)	
		高密度脂蛋白 (mmol/L)	
		低密度脂蛋白 (mmol/L)	

检查日期	检查项目	测量值
尿	尿微量白蛋白 (mg/L)	
	尿常规	
心电图		
心脏超声	心脏超声检查结果提示	
	左房内径 (19~40mm)	
	室间隔厚度 (6~11mm)	
	左室后壁厚度 (6~11mm)	
	左室舒张末期内径 (35~56mm)	
	左室收缩末期内径 (23~35mm)	
	射血分数 (EF)	
	E 峰与 A 峰比值 (E/A)	

建议您记录下每日的血压、心率

项目 日期	时间	血压 mmHg	心率 次/分	时间	血压 mmHg	心率 次/分	时间	血压 mmHg	心率 次/分
01									
02									
03									
04									
05									
06									
07									
08									
09									
10									
11									
12									
13									
14									
15									

项目 日期	时间	血压 mmHg	心率 次/分	时间	血压 mmHg	心率 次/分	时间	血压 mmHg	心率 次/分
16									
17									
18									
19									
20									
21									
22									
23									
24									
25									
26									
27									
28									
29									
30									

建议您记录下每日的血压、心率

项目 日期	时间	血压 mmHg	心率 次/分	时间	血压 mmHg	心率 次/分	时间	血压 mmHg	心率 次/分
01									
02									
03									
04									
05									
06									
07									
08									
09									
10									
11									
12									
13									
14									
15									

项目 日期	时间	血压 mmHg	心率 次/分	时间	血压 mmHg	心率 次/分	时间	血压 mmHg	心率 次/分
16									
17									
18									
19									
20									
21									
22									
23									
24									
25									
26									
27									
28									
29									
30									
31									

建议您记录下每日的血压、心率

项目 日期	时间	血压 mmHg	心率 次/分	时间	血压 mmHg	心率 次/分	时间	血压 mmHg	心率 次/分
01									
02									
03									
04									
05									
06									
07									
08									
09									
10									
11									
12									
13									
14									
15									

项目 日期	时间	血压 mmHg	心率 次/分	时间	血压 mmHg	心率 次/分	时间	血压 mmHg	心率 次/分
16									
17									
18									
19									
20									
21									
22									
23									
24									
25									
26									
27									
28									
29									
30									

2018.04

四月上 / 春

万物生长，清洁明净。
清明时节，乍雨还晴。
空气湿润，生机无限。

2018.04

一	二	三	四	五	六	日
						1
2	3	4	5	6	7	8
9	10	11	12	13	14	15
16	17	18	19	20	21	22
23	24	25	26	27	28	29
30						

2018.05

一	二	三	四	五	六	日
	1	2	3	4	5	6
7	8	9	10	11	12	13
14	15	16	17	18	19	20
21	22	23	24	25	26	27
28	29	30	31			

周一	周二	周三	周四	周五	周六	周日
26	27	28	29	30	31	01
初十	十一	十二	十三	十四	十五	二月 十六
02	03	04	05	06	07	08
十七	十八	十九	清明	廿一	廿二	廿三
09	10	11	12	13	14	15
廿四	廿五	廿六	廿七	廿八	廿九	三十

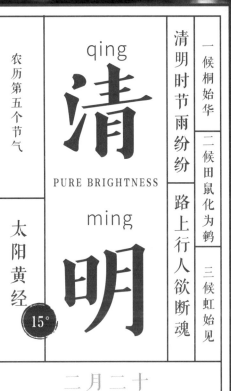

农历第五个节气

清

qing

明

ming

PURE BRIGHTNESS

太阳黄经 15°

清明时节雨雨纷纷　路上行人欲断魂

一候桐始华　二候田鼠化为鹌　三候虹始见

二月二十

2018 年 4 月 5 日 04:12:43

清明养生

　　清明时节，气候温暖，然而时有冷空气袭来，易出现倒春寒的情况。春季对应为肝木，清明节时肝气升发旺盛，因此此时节易出现心肝火旺的情况。而情志不遂、喜怒过而无常，则易诱发身体不适。患有高血压病等心血管疾病的人宜注意控制好自己的情绪，切勿让情绪波动剧烈或频繁，应保持平淡愉悦的心情。

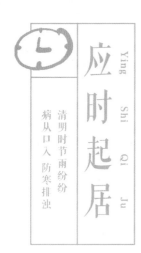

应时起居

Ying Shi Qi Ju

清明时节雨纷纷
病从口入 防寒排浊

晚睡早起　防寒保暖　室内常开窗换气

睡觉最好在夜晚 11 时之前，因为按照中医理论，每天晚上 11 时至凌晨 2 时，肝胆经气血最旺，是养肝的最佳时间，也是肝脏开始排毒的时间。

清明时节，天气已转暖，但仍有寒气侵袭，且雨水增多，宜注意防寒保暖。再者不可过早除去衣裤鞋袜，防止寒湿之气从下焦入侵。

在天气晴朗时应注意开窗透气，清晨起床后，开窗使新鲜空气进入室内，将浊气排出在外。这样既有利于呼吸的洁净，也避免细菌、病毒的过度繁殖。

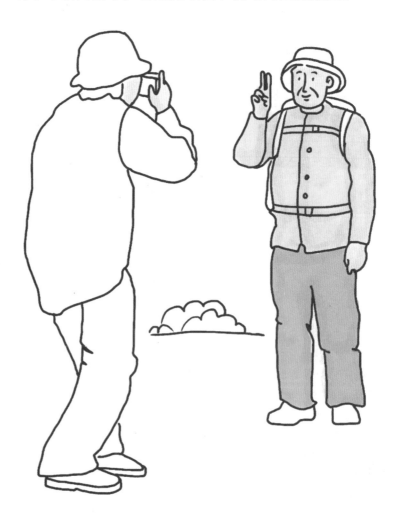

按摩太冲穴

太冲穴位于足背侧，第一、二跖骨结合部之前凹陷处。太冲穴为人体足厥阴肝经上的重要穴位之一，是肝经的原穴，大约相当于储存肝经元气的仓库，按摩刺激太冲穴，能很好地调动肝经的元气，使肝脏功能正常，从而起到平肝潜阳、清肝利胆、激发肝经气血之功效，有助于改善血液循环，平稳血压。

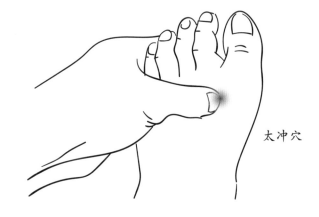

太冲穴

按摩或艾灸大敦穴

大敦穴是肝经的第一个穴位，它在大脚趾内侧的趾甲缝旁边。"敦"是厚的意思，"大敦"就是特别厚。大敦穴又是一个井穴，"井"是源头的意思。大敦穴取穴时，可采用正坐或仰卧的姿势，大敦穴位于大踇趾（靠第二趾一侧）甲根边缘约2毫米处。"大敦穴"可以按摩，也可以艾灸，能达到清肝明目之功效，可使您头脑清晰，神清气爽。

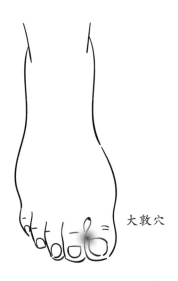

大敦穴

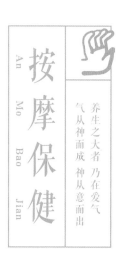

按摩保健

An Mo Bao Jian

养生之大者 乃在爱气
气从神而成 神从意而出

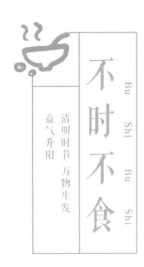

不时不食

Bu Shi Bu Shi

清明时节 万物生发
益气升阳

和中健脾　益气升阳

清明时节，可以多食节令蔬菜，韭菜、萝卜、芋头等，还可以多食护肝养肝的食品如荠菜、菠菜、山药等。

推荐食谱

二〇一八　降压手账

枸枣茶

[材料] 枸杞 5g，大枣 5g，玫瑰花 5g。

[做法] 取准备瓷器、陶器，也可以用玻璃的茶具，放上枸杞、大枣水煮开后，放入玫瑰花，放置一会儿，即可饮用。也可以直接用开水烫泡，温热时饮用。

[功效] 补益肝肾、和中健脾。

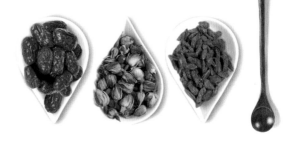

豆豉油麦菜

[材料] 油麦菜 150g，豆豉鲮鱼罐头 1 盒，葱、姜、蒜适量，花生油适量。

[做法] 油麦菜洗净，切成段，葱姜切末，蒜拍碎。将花生油倒入锅中，油热七分，放入葱姜末，炒出香味后，加入油麦菜翻炒。油麦菜变色后加入豆豉鲮鱼适量，翻炒盛出后加入蒜末即可。

[功效] 升发脾阳，益胃气。

扁豆莲子粥

[材料] 粳米 100g，白扁豆 20g，莲子 15g 和银耳 10g。

[做法] 银耳用冷水泡发后撕成小片，粳米、白扁豆、莲子洗净后和银耳一起放入锅中，加入适量清水，开始用武火（大火）煮开，之后改用文火慢熬，等到上述各种材料看似融合在一起后，关火放冷到温热时食用。

[功效] 和中益气，健脾祛湿。

调顺血脉　百病不作

中国的音乐疗法观念由来已久，《黄帝内经》就有专门针对五音与人体五脏对应关系颇为详细的讲解。五音为"角、徵、宫、商、羽"，对应的五脏为"肝、心、脾、肺、肾"。因此立春推荐多听角调音乐。

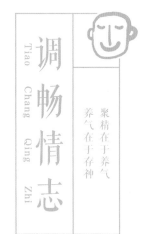

调畅情志
Tiao Chang Qing Zhi

聚精在于养气
养气在于存神

推荐 音乐

《姑苏行》

《江南好》

《江南丝竹乐》

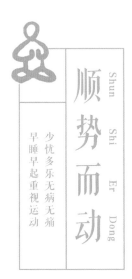

顺势而动
Shun Shi Er Dong

少忧多乐无病无痛
早睡早起重视运动

心态清明　陶冶情操　放松散心

骑自行车　骑自行车比较容易坚持，能很好地锻炼大腿肌肉和腿部关节，对于脚关节和踝关节的活动也很有好处。它能通过活动人体的大肌群从而很好地促进血液循环。

打乒乓球　运动量适当，男女老少皆可尝试，一方面活动了身体，另一方面锻炼了反应能力，能使我们保持身心的年轻。

踏青　得闲时间，去郊外踏青，呼吸新鲜的空气，怡神怡心。漫步在满眼碧绿中，任何烦恼即烟消云散。

注：无论何种运动，不宜出汗过多，微微汗出便可。

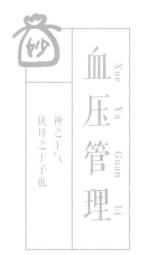

血压管理

Xue Ya Guan Li

神之于气
犹母之于子也

血压变化特点

清明时节，春意已然落满大地，血压波动逐渐减少，但是由于血压与情绪相关性较大，因此建议大家保持情绪舒畅，以利于控制血压。

用药注意事项

血压升高或者降低时应注意调整身心，不可盲目加药或者减药。

药物调整

血压控制的最好范围，根据不同情况的患者有所不同。一般情况，收缩压最好控制在 130mmHg 以下。

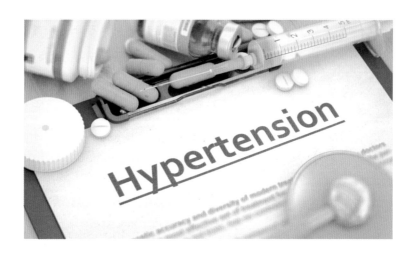

记录您的养生心得：　　　　　　　　　　2018 年 4 月　日

四月上 清明篇

2018.04 谷雨

四月下 / 春

温度上升加快。
雨生百谷,寒潮结束。
雨水增多,农忙将至。

2018.04

一	二	三	四	五	六	日
						1
2	3	4	5	6	7	8
9	10	11	12	13	14	15
16	17	18	19	20	21	22
23	24	25	26	27	28	29
30						

2018.05

一	二	三	四	五	六	日
	1	2	3	4	5	6
7	8	9	10	11	12	13
14	15	16	17	18	19	20
21	22	23	24	25	26	27
28	29	30	31			

周一	周二	周三	周四	周五	周六	周日
16	**17**	**18**	**19**	**20**	**21**	**22**
三月	初二	初三	初四	谷雨	初六	初七
23	**24**	**25**	**26**	**27**	**28**	**29**
初八	初九	初十	十一	十二	十三	十四
30	01	02	03	04	05	06
十五	劳动节	十七	十八	五四青年节	立夏	廿一

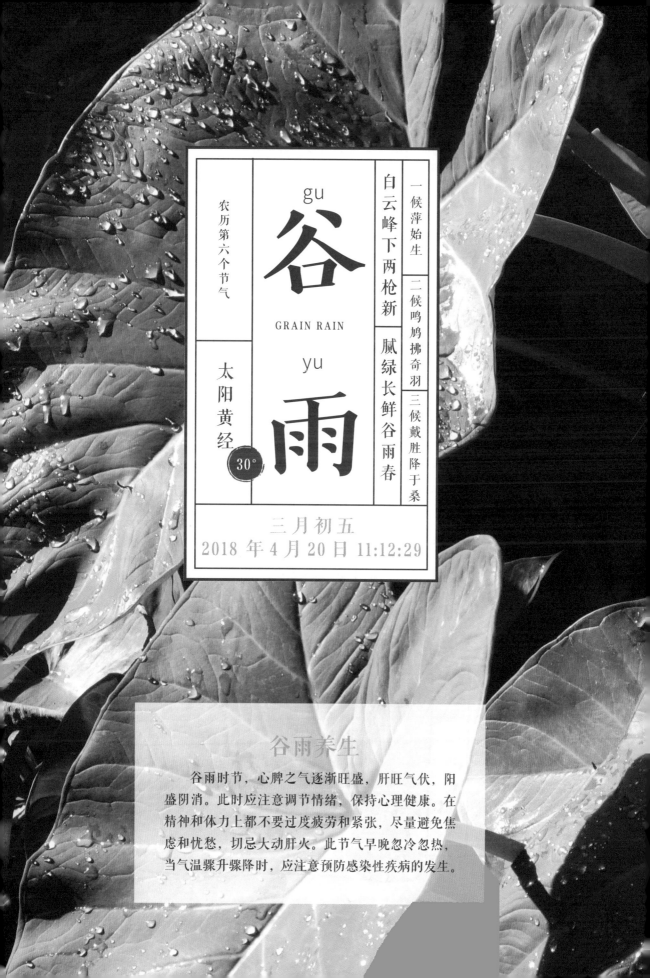

农历第六个节气

太阳黄经 30°

gu
谷

GRAIN RAIN

yu
雨

白云峰下两枪新　腻绿长鲜谷雨春

一候萍始生

二候鸣鸠拂奇羽

三候戴胜降于桑

三月初五
2018 年 4 月 20 日 11:12:29

谷雨养生

　　谷雨时节，心脾之气逐渐旺盛，肝旺气伏，阳盛阴消。此时应注意调节情绪，保持心理健康。在精神和体力上都不要过度疲劳和紧张，尽量避免焦虑和忧愁，切忌大动肝火。此节气早晚忽冷忽热，当气温骤升骤降时，应注意预防感染性疾病的发生。

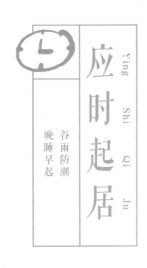

应时起居

Ying Shi Qi Ju

谷雨防潮
晚睡早起

晚睡早起　防寒防潮　室内常通风换气

　　谷雨时节，睡眠时间同清明节气，宜晚睡早起，最晚在夜晚 11 点之前。

　　雨水降临的时候，温度也会下降，这时应注意保暖，不可过早去除衣裤鞋袜，夜晚需覆盖厚被，关好门窗。

　　做好防潮工作，天气晴朗时多晒晒被子，勤换洗衣服。室内注意开窗换气，防止细菌、病毒过度增殖。

二〇一八　降压手账

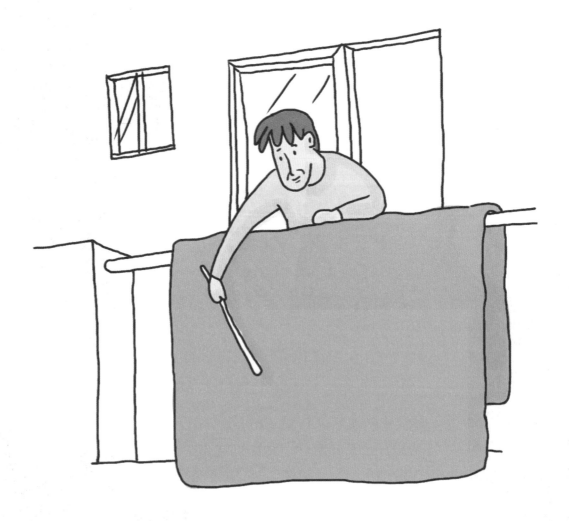

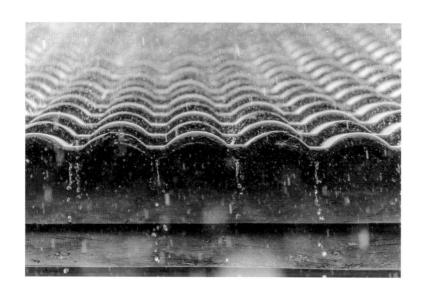

按摩行间穴

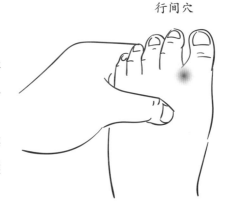

行间穴

　　"行间穴"在大脚趾和二脚趾缝上。它是一个火穴，肝属木，木生火，如果您肝火太旺，就需泻心火。而"行间穴"就是一个泻心火的穴位。春天肝火盛，会导致牙痛、腮帮子肿、口腔溃疡、鼻出血、舌尖长泡等症，这表明火已经从肝经进入到心经，多揉"行间穴"，就可以把心火从这里散出去了。

　　此外，按揉时找到"太冲穴"最痛的点，然后从"太冲穴"到"行间穴"方向推揉，有助于泻肝火。太冲穴位于足背侧，第一、二跖骨结合部之前凹陷处。太冲穴是肝经的原穴，大约相当于储存肝经元气的仓库，按摩刺激太冲穴，能很好地调动肝经的元气，使肝脏功能正常。

四月下 谷雨篇

按摩保健
An Mo Bao Jian

养生之大者 乃在爱气
气从神而成 神从意而出

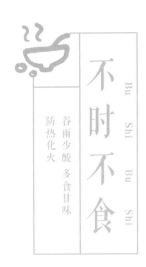

不时不食
Bu Shi Bu Shi

谷雨少酸 多食甘味
防热化火

健脾理气　清热利湿

　　谷雨时节，脾气旺盛，饮食上宜少吃酸味，多食甘味和补充水分，忌食冷腻食物。可适当进食高蛋白类食物以及新鲜果蔬。不宜进食羊肉、狗肉以及辣椒等大辛大热之品，以防邪热化火。

推荐食谱

山药玉米粥

[材料] 山药 80g，玉米 50g，粳米 150g。
[做法] 将山药洗净去皮切丁，将粳米洗净同山药一起放入锅中，蒸煮烧开后，放入玉米，再蒸煮至水开，文火熬煮 10 分钟左右。根据个人爱好，可适当调整蒸煮的时间。
[功效] 健脾助运。

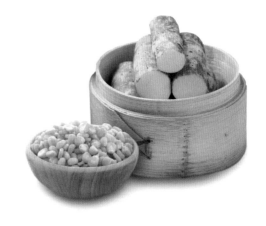

香椿拌豆芽

[材料] 香椿芽 50g，黄豆芽 250g，精盐 3g，香油 10g。
[做法] 黄豆芽洗净，放入开水中焯一下，捞出后用凉开水投凉，沥干水分。将香椿芽洗净，切成段，放入开水中焯一下，捞出来用凉开水投凉，沥干水分，与黄豆芽搅拌均匀，加入精盐、香油后，再次拌匀即可。调料根据个人口味可适当加减。
[功效] 健脾理气，清热利湿。

清肝降压茶

[材料] 栀子、龙胆草、菊花、绿茶各 3g，蜂蜜适量。
[做法] 栀子、龙胆草、菊花、绿茶放入锅中蒸煮 10 分钟左右。用茶漏滤取药汁液，放入适量蜂蜜。温热时即可饮用。可每日一剂。
[功效] 清肝解郁，清热明目。

春末心火升　狂心顿歇

谷雨节气，乃春之末，此时肝气充盛，心火渐生。若不注意调节情绪，易心肝火旺。除了角调的音乐，也推荐开始听徵调音乐。徵调与心相应。

《胡笳十八拍》
《春之声圆舞曲》
《紫竹调》
《寒鸦戏水》

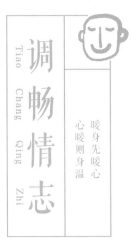

运动运动　病魔难碰

太极拳 动作柔缓有力，可放松全身又可锻炼身心。宜在安静的气氛中缓缓进行，打太极拳时切记应先做热身动作，将手脚充分伸展后再进行练习。不必每日都做，可间隔两三日做一次太极运动。

旅游 春意盎然的季节里，短途旅游自然是全家出游、陶冶情操的首选，在繁忙的工作之余，空出周末的时间，到周边城市来一场说走就走的旅行吧！旅游期间也不要忘记服用降压药物哦！

注：无论何种运动，不宜出汗过多，微微汗出便可。

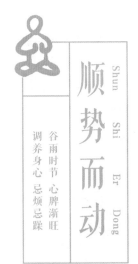

谷雨节气早晚忽冷忽热，当气温骤升骤降时，应注意感染性疾病的预防。慢性支气管炎、支气管扩张等呼吸系统疾病此时易复发或者病情加重，应注意防护。此外，该节气雨水增多，人体易受湿邪侵袭，因此应做好防寒、防潮工作。同时应注意个人卫生并增强自身抵抗力，防止湿疹、真菌性皮肤病、真菌性肺炎等疾病侵扰。

血压变化特点

春季清明时节乍暖还寒，血压昼夜波动较大，情绪波动过大时，血压随之波动。

用药注意事项

降压药不可盲目增减，应在医师的指导下调整用量。在需要调整之前，仍要按时服用药物，以免血压过高引起脑卒中等相关疾病。

药物调整

高血压药物，最好继续服用长效降压药，如果短期内存在一个较高的峰值，可以暂时加服短效降压药，具体用药仍应在医师指导下服用。

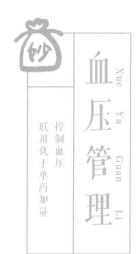

二〇一八 降压手账

血压管理
Xue Ya Guan Li

控制血压 联用优于单药加量

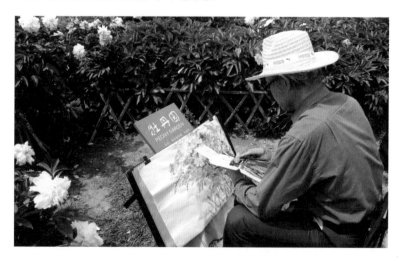

记录您的养生心得：   2018 年 4 月　日

四月下 谷雨篇

2018.05

五月上 / 夏

立夏是夏天的开始。
斗指东南，维为立夏
炎暑将临,雷雨增多。

2018.05

一	二	三	四	五	六	日
	1	2	3	4	5	6
7	8	9	10	11	12	13
14	15	16	17	18	19	20
21	22	23	24	25	26	27
28	29	30	31			

2018.06

一	二	三	四	五	六	日
				1	2	3
4	5	6	7	8	9	10
11	12	13	14	15	16	17
18	19	20	21	22	23	24
25	26	27	28	29	30	

周一	周二	周三	周四	周五	周六	周日
30 十五	01 劳动节	02 十七	03 十八	04 五四青年节	05 立夏	06 廿一
07 廿二	08 廿三	09 廿四	10 廿五	11 廿六	12 廿七	13 母亲节
14 廿九	15 四月	16 初二	17 初三	18 初四	19 初五	20 初六

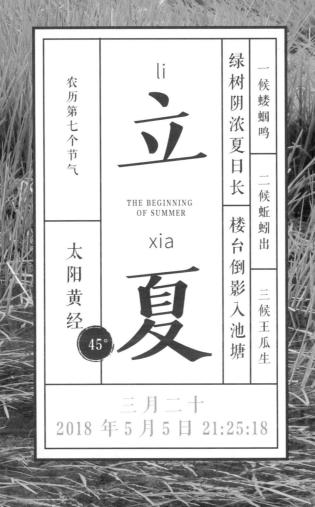

农历第七个节气

li
立
THE BEGINNING
OF SUMMER
xia
夏

太阳黄经 45°

绿树阴浓夏日长 楼台倒影入池塘

一候蝼蝈鸣

二候蚯蚓出

三候王瓜生

三月二十
2018 年 5 月 5 日 21:25:18

立夏养生

　　一年中的夏季属火，通于心，故夏季与心气相通。夏天人们易感到烦躁不安，容易出现失眠、口腔溃疡等上火症状，因此立夏养生首先要"养心"。此时节，老年人要注意避免气血瘀积，预防心脏病发作；还要做到戒燥戒怒，切忌大喜大悲，要保持精神安静、心志安闲，心情舒畅，笑口常开。

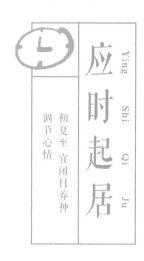

晚睡早起加午休

"立夏"之后，天黑得晚亮得早，人们往往容易晚睡早醒，造成睡眠不足，白天常"打盹"。立夏之后，天气逐渐火热，而每日 13 时至 15 时是一天中气温最高的时段，人易出汗，出汗多散热，血液大量集中于体表，大脑血液供应相对减少，再加上午饭后消化道的供血增多，大脑的供血就更为减少，人就容易出现精神不振，昏昏欲睡。

因此，大家要根据节气变化，相对于冬春季节，可适当地晚些入睡，早点起床，以顺应自然界阳盛阴虚的变化。但应增加午睡，尤其是老年人多有睡眠不实的特点，更需要午睡。中午没午睡习惯的人，可听听音乐或闭目养神，最好不要加班工作。

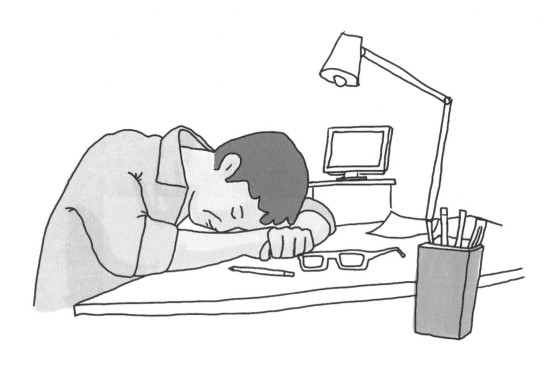

做好"精神养生"

　　中医认为夏季心阳最为旺盛，当夏日气温升高后，人易烦躁不安，好发脾气，而春夏之交机体的免疫功能也较为低下。特别是老年人，由发火生气引起血压升高、心肌缺血、心律失常的情况易增加，严重者甚至发生猝死。所以，在春夏之交要顺应天气的变化，做好自我调节，重点关注心脏保养。"立夏"时节要做好"精神养生"，多做安静的事情，如练习绘画或书法、听音乐、下棋、种花、钓鱼等。

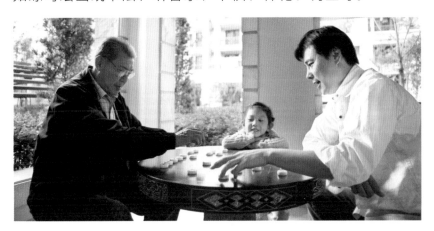

按揉曲池穴

　　将手肘屈成 90°角，在肘横纹外侧端，当尺泽穴肱骨外上髁连线中点，也就是在手肘的内侧会发现一条横纹，横纹外侧的终点就是曲池穴。曲池穴对于调节手阳明经经气和脏腑功能有着重要的意义，它具有疏风通络、清热祛火之功效。此穴可转化脾土之热，燥化大肠经湿热，用来"扑灭"火气、降血压效果很好。

　　坚持每天按揉双侧太冲、太溪、曲池穴，每穴按揉 3~5 分钟。一般坚持两个月之后，血压就会有很好的表现。

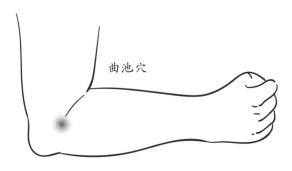

曲池穴

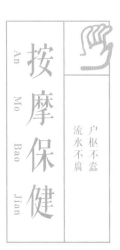

按摩保健

An Mo Bao Jian

户枢不蠹
流水不腐

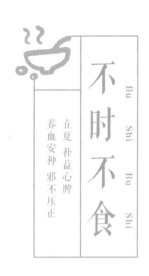

不时不食

Bu Shi Bu Shi

立夏 补益心脾
养血安神 邪不压正

立夏之季当养"心"

中医认为从立夏开始阳气上升，天气逐渐升温，对人体五脏来说，立夏时肝气渐弱、心气渐强，此时饮食应增酸减苦，补肾助肝，保持胃肠功能正常，抵御暑热侵袭，这是夏季养生的重要环节。如果此时人们还多吃油腻，或是易上火的食物，就会造成身体内、外皆热，而出现痤疮、口腔溃疡、便秘等上火的病症。立夏以后饮食原则是"春夏养阳"，养阳重在"养心"。养心宜多喝牛奶，多吃豆制品、鸡肉、瘦肉等，既能补充营养，又可达到强心的作用。平时多吃蔬菜、水果及粗粮，可增加纤维素、维生素 C 和维生素 B 族的供给，能起到预防动脉硬化的作用。总之，立夏之季要养心，为安度酷暑做准备，使身体各脏腑功能正常，以达到"正气充足，邪不可干"的境界。

多进稀食也是夏季饮食养生的重要方法。如早、晚进餐时食粥，午餐时喝汤，这样既能生津止渴、清凉解暑，又能补养身体。同时，还要注意补充一些营养物质。应补充维生素，可多吃些西红柿、青椒、冬瓜、西瓜、杨梅、桃、李等新鲜果蔬；还应补充水和无机盐，特别要注意钾的补充，豆类或豆制品、香菇、水果、蔬菜等都是钾很好的来源。适量地补充蛋白质，如鱼、瘦肉、蛋、奶和豆类等都是最佳的优质蛋白。

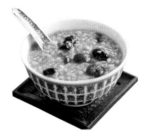

红枣桂圆粥

[材料] 红枣 40g、桂圆干 50g、冰糖 50g、糯米一杯。

[做法] 红枣、桂圆干、糯米洗净，加 8 米杯水大火煮滚后，以中小火熬煮至米粒软烂后加入冰糖即可。

[功效] 补益心脾、养血安神。可以调理月经，也适合压力大、身体虚弱者食用。

红枣莲子木耳汤

[材料] 莲子 200g，木耳 15g、红枣 10 粒。

[做法] 莲子洗净。红枣洗净，泡水至软去籽。木耳泡水、发胀后，去头粗部、切小块。将莲子、红枣加五碗水（家庭用饭碗即可）煮，开后转小火约煮 25 分钟，再放入木耳一起煮，经滚后加冰糖调味放凉即可。

[功效] 消暑解热、清心凉血、生津止渴。

清逸隽永　曲调悠扬

俗话说："看花解闷，听曲忘忧"。听音乐能使人的心情得到改善，令心境愉快，气血通畅，血压降低。采用音乐疗法治疗高血压病，可选用情调悠然、节奏徐缓、旋律清逸、风格高雅、词曲隽永的古曲或轻音乐。西方乐曲如巴赫的小提琴协奏曲也是较好的选择。

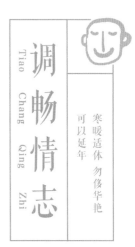

调畅情志
Tiao Chang Qing Zhi

寒暖适体　勿俟华艳
可以延年

推荐音乐	
《春江花月夜》	《烛影摇红》
《江南好》	《平湖秋月》
《光明行》	《雨打芭蕉》

早起花间走　颐养心神

立夏养生要注意养阳，方能较好的保护心血管健康。夏天最凉爽的时间段要数清晨了，大家不妨清晨起来在住所附近的林荫花间处散散步，能颐养心神，有助于体内阳气的升华，推动血液循环，增强新陈代谢功能。

午睡转眼睛　效率倍增

中医认为心主神明，即"心藏神"。广义的"神"，是指整个人体生命活动的外在表现，它涵概了人体的形象、面色、眼神、言语、应答、肢体活动的姿态等；而狭义的"神"，即心所主之神志，多指人的精神、意识、思维活动等。我们常说的"闭目养神"，其实正是在养心。如果能在午睡前做做"转眼球"的练习，不但会增加午睡质量，还能有效缓解视疲劳，进而提高下午的工作效率。具体的方法是：双目从左向右转9次，再从右向左转9次，然后紧闭片刻，再迅速睁开眼睛。

晚归梳"五经"

中医认为，头为"诸阳之首"，梳头"拿五经"可以刺激头部的穴位，起到疏通经络，调节神经和内分泌功能，改善血液循环，促进新陈代谢的作用。经常梳头，可使人的面容红润，精神焕发。此外，还能防治高血压、失眠、心悸、中风等。

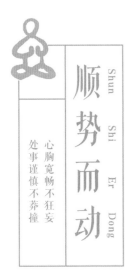

顺势而动
Shun Shi Er Dong

心胸宽畅不狂妄
处事谨慎不莽撞

血压监测需"三管齐下"

血压升高是大部分冠心病、心力衰竭和脑血管疾病的主要原因，关注 24 小时血压变化，了解血压的昼夜节律，对血压进行全面管理尤其是关注清晨血压升高，对降低心脑血管事件意义重大。

监测血压情况对评估治疗效果非常重要，常用方法有家庭血压监测、24 小时动态血压监测和诊室血压测量，这三种方法有机结合会更好地掌握患者血压控制情况。

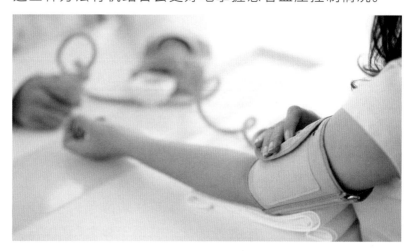

巧行血压监测

家庭血压监测顾名思义是在家中对血压进行监测，可评估血压的季节变异性和长期疗效，实践中应注意三个小技巧：

1. 在起床后 1 小时内进行，通常建议为 6:00—10:00。
2. 尽可能在服药前、早饭前测量。
3. 测压前尽量排空小便，采取卧位。

切莫遗漏清晨血压

清晨血压升高与脑血管疾病关系密切，评估并治疗清晨血压是平稳控制 24 小时血压的重要手段，可明显提高降压治疗的效果。

血压管理

Xue Ya Guan Li

养生者
心欲求寐愈难

记录您的养生心得：　　　　　　　　　2018 年 5 月　日

五月上 立夏篇

2018.05

五月下 / 夏

2018.05

一	二	三	四	五	六	日
	1	2	3	4	5	6
7	8	9	10	11	12	13
14	15	16	17	18	19	20
21	22	23	24	25	26	27
28	29	30	31			

2018.06

一	二	三	四	五	六	日
				1	2	3
4	5	6	7	8	9	10
11	12	13	14	15	16	17
18	19	20	21	22	23	24
25	26	27	28	29	30	

"物致于此小得盈满。"
作物籽粒已开始灌浆饱满。
炎热夏季开始。

周一	周二	周三	周四	周五	周六	周日
14	15	16	17	18	19	20
廿九	四月	初二	初三	初四	初五	初六
21	22	23	24	25	26	27
小满	初八	初九	初十	十一	十二	十三
28	29	30	31	01	02	03
十四	十五	十六	十七	儿童节	十九	二十

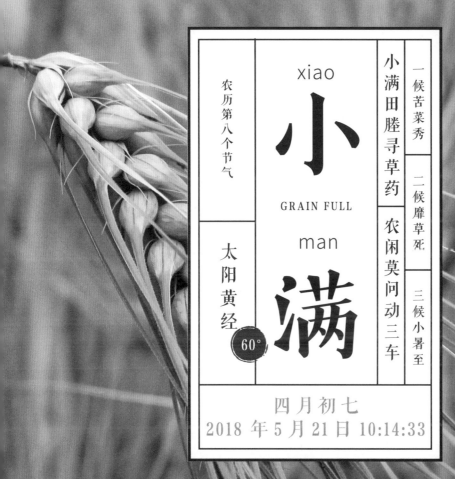

农历第八个节气

太阳黄经 60°

xiao
小
GRAIN FULL
man
满

小满田塍寻草药
农闲莫问动三车

一候苦菜秀

二候靡草死

三候小暑至

四月初七
2018 年 5 月 21 日 10:14:33

小满养生

　　小满过后，雨水多起来，天气闷热潮湿，中医称之为"湿邪"。人体的脾"喜燥恶湿"，受"湿邪"的影响最大，很多人就会出现食欲不振、腹胀、腹泻等症状，常伴有精神萎靡、嗜睡、身体乏力、不想喝水、舌苔白腻或黄腻等，中医叫做"湿邪中阻"。因此，小满养生注意健脾化湿为主。

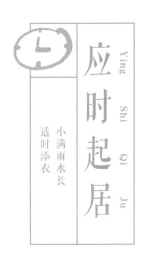

应时起居

Ying Shi Qi Ju

小满雨水长
适时添衣

顺应夏季阳消阴长

　　小满后气温明显升高，雨量增多，但早晚仍会较凉，尤其是降雨后气温下降更明显，因此要注意适时添加衣服，尤其是晚上睡觉时，要注意保暖，避免着凉受风而患感冒。同时也应当顺应夏季阳长阴消的规律，晚睡早起，但要保证睡眠时间，以保持精力充沛。

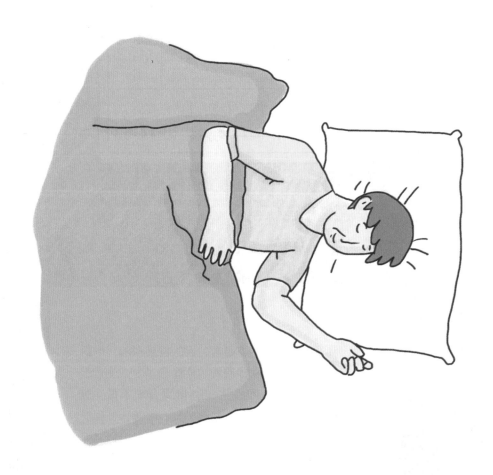

在小满节气的养生中，我们要特别提出"未病先防"的养生观点。天人相应，此时人体四肢百骸，因夏劳需耗较多精气，特别需要气血津液的灌溉。脾为后天之本，气血生化之源；胃为水谷之海；脾主运化升清，胃以降浊。因此，小满养生重在醒脾强胃，养心安神。同时，此节气还是皮疹多发季节，由于肺主气、司呼吸，肺主皮毛，主一身之表，所以小满养生还应注意益气润肺。

膻中观想功

自然站立，双脚分开与肩同宽，双臂自然下垂，掌心朝内侧，中指指尖紧贴风市穴，拔顶，舌抵上腭，提肛，净除心中杂念。全身放松，意念观想两乳之间的膻中穴，久观此穴可贯通阴阳，连接上下。每次观想 20 分钟，每天早晚各做 1 次。膻中穴在前正中线上，两乳头连线的中点。膻中穴是心包募穴（即心包经经气聚集之处），是气会穴（即宗气聚会之处），又是任脉、足太阴、足少阴、手太阳、手少阳经的交会穴，心脏不适时，此时按按膻中，使症状缓解，气机顺畅。

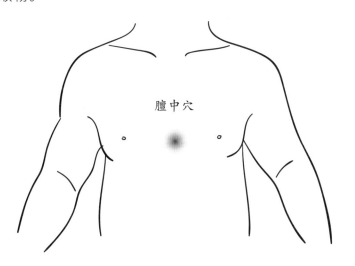

膻中穴

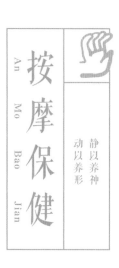

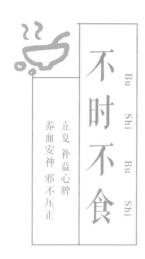

不时不食

立夏补益心脾
养血安神 邪不压正

清心祛暑　清热解毒

中医认为，夏为暑热，夏季归于五脏属心，适宜清补。而心喜凉，宜食酸，比如可常吃些小麦制品，此外可适当多食些猪肉、李子、桃子、橄榄、菠萝、芹菜等。中医注重天人合一，阴阳互补，因此人们在夏天以多吃些性寒凉、味酸的食物为宜，尽量少吃辛辣温燥之物。还应注意生食冷饮不宜过度，以免伤及人体内的阳气而诱发疾病。

健脾养胃　补气益阴

进入夏季，天气炎热，人体消耗增大，一方面急需补充营养物质和津液，另一方面因暑湿气候的影响易导致脾胃正气不足，胃肠功能紊乱。所以在饮食上应以健脾养胃为原则，以汤、羹、汁等汤水较多、清淡而又能促进食欲、易消化的膳食为主，这样才能达到养生保健的目的。根据中医养生学的观点，宜有针对性地辨证用膳，或补脾肺气虚，或气阴双补。

百合莲子瘦肉粥

[材料] 干莲子50g、百合20g、瘦肉100g、高汤600ml、姜5g、盐2g、淀粉1g、食用油2ml、枸杞少许、香油1ml。

[做法] 瘦肉切薄片、百合洗净瓣成小片；瘦肉片用淀粉、食用油抓匀腌制15分钟；砂锅中放入高汤、姜片、去芯莲子大火烧开后转小火煮到莲子软、熟；放入瘦肉大火煮5分钟，加百合再煮2分钟，撒上枸杞、加盐、香油调味，关火。

[功效] 百合是润肺、安神、美容、抗癌的滋补佳品，秋季食用更有滋阴养肺的功效，莲子的矿物质含量非常丰富，食疗功效有养心神，益肾气，健脾胃；此汤还搭配了少许枸杞和瘦肉，又补肾又增加了蛋白质的摄入，是一款滋阴、润燥的养生汤。

冬瓜排骨汤

[材料] 排骨，冬瓜，枸杞，瑶柱。

[做法] 锅烧开水排骨飞水，捞出洗净沥干，备用。冬瓜洗净，去皮，去瓤切块；瑶柱泡软，撕成丝状，备用。汤煲加水，煮沸后加排骨，转小火，熬煮约一个半小时。加入枸杞、瑶柱丝煮上10分钟。加适量盐、鸡精调味。将冬瓜块放入再熬上半小时左右或至冬瓜软即可。

[功效] 冬瓜排骨汤属于美味羹汤，主要原料是排骨、冬瓜，冬瓜有清热、化痰和健胃的功效。此汤最适于夏日食用，有消暑、消肿、利尿、降火气等功效。

忌心神不宁　宜保持心情舒畅

　　人应顺应四季变化规律，遵循四季养生法则，调摄情志，保持精神乐观，心境清净。孙思邈在《备急千金要方·养性》中告诫人们"莫忧思、莫大怒、莫悲愁、莫大惧……莫大笑……勿汲汲于所欲，勿怏怏怀忿恨……若能不犯者，则得长生也。"诗词歌赋、琴棋书画、花鸟鱼虫，均可益人心智、怡神养性，有助于高血压病的调治。

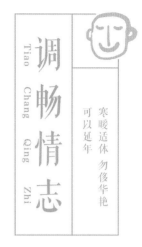

调畅情志
Tiao Chang Qing Zhi

寒暖适体　勿侉华艳
可以延年

调适心情　怡养性情

　　小满时风火相煽，人们也易感到烦躁不安，此时要调适心情，以防情绪剧烈波动后引发高血压、脑血管意外等心脑血管疾病。此时可多参与一些户外活动如下棋、书法、钓鱼等怡养性情，同时也可在清晨参加体育锻炼，以散步、慢跑、打太极拳等为宜，不宜做过于剧烈的运动，避免大汗淋漓，伤阴也伤阳。

五月下　小满篇

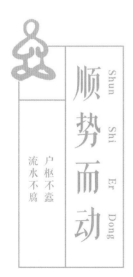

顺势而动
Shun Shi Er Dong

户枢不蠹
流水不腐

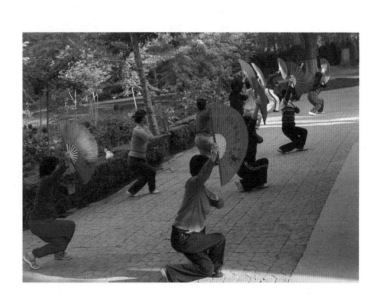

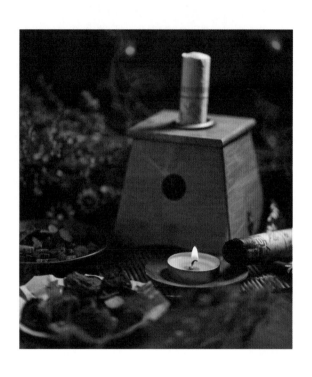

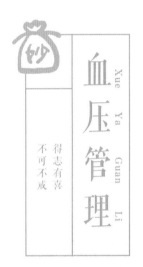

血压管理

Xue Ya Guan Li

得志有喜
不可不戒

艾灸保健

对于患有心脏病、高血压等疾病的朋友，艾灸养生重在养阳、养心、养神，可艾灸劳宫、涌泉、心俞，以安神养心，呵护血管。通过艾灸，还可达到调畅气机，令其条达，而致和平的目的。气能行血，因此可以起到活血化瘀，增强血液循环的作用。心主神明，又主一身之血，而血有濡养脏腑和四肢百骸的作用。有效地调节心脏功能，补充心神气血，可达到保养心脏的目的。

足浴降压

高血压足浴通用方的组成为：怀牛膝、川芎各 15g，天麻、钩藤（后下）、夏枯草、吴茱萸、肉桂各 10g。上方加水 2000ml 煎煮，水沸后 10 分钟，取汁趁温热浴足 30 分钟，上、下午各 1 次，2~3 周为 1 个疗程。

记录您的养生心得：　　　　　　　　　　2018 年 5 月　日

2018.06

六月上 / 夏

芒种

农民开始播种，
天气越来越热，
雨水逐渐增多。

2018.06

一	二	三	四	五	六	日
				1	2	3
4	5	6	7	8	9	10
11	12	13	14	15	16	17
18	19	20	21	22	23	24
25	26	27	28	29	30	

2018.07

一	二	三	四	五	六	日
						1
2	3	4	5	6	7	8
9	10	11	12	13	14	15
16	17	18	19	20	21	22
23	24	25	26	27	28	29
30	31					

周一	周二	周三	周四	周五	周六	周日
28 十四	29 十五	30 十六	31 十七	01 儿童节	02 四月 十九	03 二十
04 廿一	05 廿二	06 芒种	07 廿四	08 廿五	09 廿六	10 廿七
11 廿八	12 廿九	13 三十	14 五月	15 初二	16 初三	17 初四

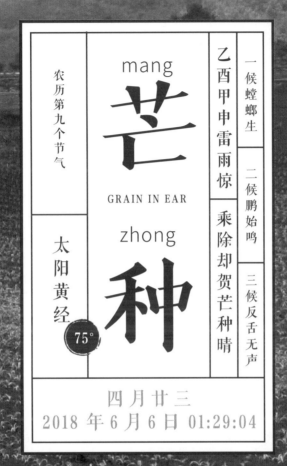

農历第九个节气

mang
芒

GRAIN IN EAR

zhong
种

太阳黄经 75°

乙酉甲申雷雨惊
乘除却贺芒种晴

一候螳螂生
二候鵙始鸣
三候反舌无声

四月廿三
2018 年 6 月 6 日 01:29:04

芒种养生

　　夏日炎热与心气相通，心火易亢，是冠心病、风心病、肺心病、高血压性心脏病最易发作的季节。对于高血压患者而言，控制好血压是养护好心脏的关键一步。芒种节气，气温更高，湿度更大，心脏负荷逐渐加重，良好的睡眠和清淡的饮食能够改善血压水平。

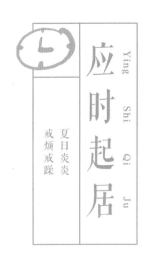

应时起居

Ying Shi Qi Ju

夏日炎炎
戒烦戒躁

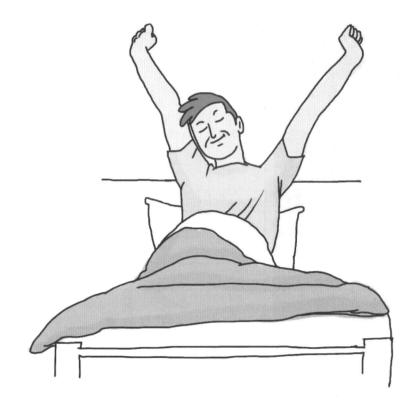

晚睡早起

夏日昼长夜短，起居方面要顺应天时晚睡早起，正如《黄帝内经》上讲："夏三月，此谓蕃秀。天地气交，万物华实。夜卧早起，无厌于日……"。

宜睡子午觉

《黄帝内经》曰："阳气尽则卧，阴气尽则寤"。根据阴阳消长的规律，子时（23:00～1:00）阴气最盛，阳气最弱；午时（11:00～13:00）阳气最盛，阴气最弱。子时和午时都是阴阳交替之时，子时睡觉，最能养阴，睡眠效果也最好；午时睡觉，有利于人体养阳。因此，晚上睡觉时间不应超过23点；中午11点到下午1点之间应"小憩"一会儿，以30分钟到60分钟为宜。睡好子午觉可以养阴、养阳。另外，中医理论认为，子时是胆经循行时间，午时是气血流注心经之时，睡好子午觉不仅可以养阴、养阳，而且可以利肝胆、养心。

按摩丰隆穴

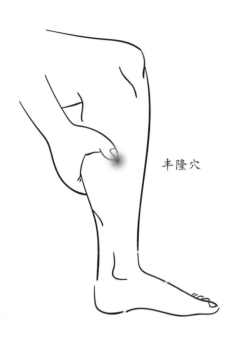

丰隆穴

丰隆穴位于小腿前外侧，外踝尖上8寸，胫骨前缘外二横指（中指）处，当外膝眼（犊鼻）与外踝尖连线的中点。取穴方法：从腿的外侧找到膝眼和外踝这两个点，连成一条线，然后取这条线的中点，接下来找到腿上的胫骨，胫骨前缘外侧1.5寸，大约是两指的宽度，和刚才那个中点平齐，这个地方就是丰隆穴。

每天按压该穴位1~3分钟，能够调和脾胃，祛除体内痰湿之气，对于痰浊引起的头晕、头痛有很好的疗效。现代常用于治疗耳源性眩晕、高血压、神经衰弱、精神分裂症、支气管炎、腓肠肌痉挛、肥胖症等。

按摩神门穴

神门穴是手少阴心经的穴位之一，位于腕部，腕掌侧横纹尺侧端，尺侧腕屈肌腱的桡侧凹陷处。本穴为心经气血物质对外输出之处，故为心经输穴。在五行属土，因手少阴心经五行属火，故为心经子穴，或称心经原穴；心经实证，可以此穴泻之。主治心痛、心烦、惊悸、怔忡、健忘、失眠、痴呆、癫狂、痫证等心与神志病症，以及高血压、胸胁痛等。

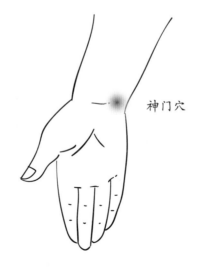

神门穴

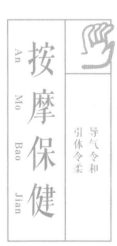

按摩保健

An Mo Bao Jian

导气令和
引体令柔

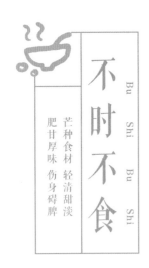

清热去火　安神养心

　　饮食调养方面，历代养生人士都认为夏季饮食宜清补。唐朝孙思邈提倡人们"常宜轻清甜淡之物，大小麦面、粳米等为佳"。元代朱丹溪在《格致余论·茹谈论》中指出人们应"少食肉食，多食谷菽菜果，自然冲和之味"。尤其是高血压患者饮食更要保持清淡，因为多脂、多盐、多糖的食物会增加心脏的负担。

　　夏季雨水充沛，气候潮湿，是湿邪盛行最易侵犯人体的时节。心脏病患者抵挡湿热要遵循中医的"利水渗湿"原则，多吃些冬瓜、苦瓜、丝瓜、西瓜、西红柿等。苦味、酸味的蔬菜、水果要多吃，苦酸之味的食物大多性寒凉，又能清热去火，可以帮助人们远离湿热之气。

推荐食谱

香菇冬瓜球

[材料] 干香菇，冬瓜。

[做法] 干香菇提前用冷水泡发，洗净备用。用挖球器将冬瓜肉挖出一个个的球状。锅烧热放油，爆香姜片、蒜片，下入香菇翻炒出香气，将冬瓜球也一起放入翻炒，加蚝油、盐、胡椒粉调味，倒入少许清水加盖焖煮片刻，最后淋水淀粉勾薄芡即可。

[功效] 利尿消肿，减轻心脏前负荷。

莲子粳米粥

[材料] 莲子肉 50g(去皮、心)，粳米 50~100g，冰糖适量。

[做法] 将莲子肉与粳米同煮成粥，再加冰糖稍煮即可，每日晨起当早餐服食，或不拘时限当点心食之。

[功效] 补脾止泻、益肾涩精、养心安神。

决明菊花茶

[材料] 决明子 30g（研细），野菊花 12g。

[做法] 将材料一起放茶杯中，沸水冲泡代茶饮。

[功效] 平肝潜阳、清热降压。

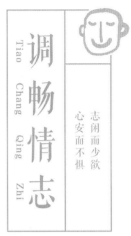
盛夏养心　宜节情志

　　根据季节的气候特征，中医认为盛夏养心，宜节情志。尽量使自己的精神状态保持轻松、愉快，避免大喜大悲的情绪，这样才会使气机得以宣畅。芒种时分气候温热，在燥热的天气里人们往往容易心烦气躁，所以建议在繁忙的工作之余，听一些自己喜欢的音乐舒缓情绪。

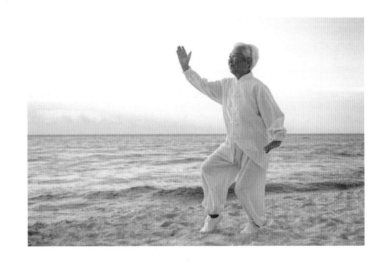

顺势而动

Shun Shi Er Dong

养生之法莫如养性
养性之法莫如养精

盛夏运动宜慢步缓行

　　高血压病人，适当运动可以起到辅助降压的作用。比如：天气晴好的日子，在清晨漫步于公园绿地，在呼吸新鲜空气的同时做保健操，练练气功，打打太极拳；傍晚的时候，在江河边、林荫道漫步，或在开阔的场地、广场跳跳交际舞。但切忌长途跋涉，更不要做剧烈运动，防止血压波动过大，增加心脏负荷。

血压变化特点

芒种时期气温相对比较高且平稳，血管相对比较舒张，血压波动较小。

药物调整

此时血压水平相对冬季一般都会有不同程度的下降，在血压控制平稳的前提下，如出现多次不同日测量血压值都低于110/70mmHg，可以在医师指导下减小服药剂量。注意不可自行盲目停药，剂量减少后规律监测血压。

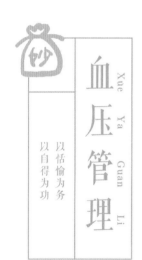

急救处理

如果家人突然昏倒不省人事，怎么做？ 切记做到：

1. 拨打 120。
2. 解开病人领口和胸前的衣扣，使衣物保持宽松。
3. 病人如果神志清楚，可以平卧休息；若神志不清，则取侧卧位，头稍后仰，这样可以将气道拉直，保持呼吸道通畅，有利于病人呼吸。
4. 戴假牙的要取出来，发生呕吐的要清理口腔，以免异物呛到气道及肺里，引起气道阻塞及肺部感染。
5. 时刻观察病人的情况，如果病人生命体征出现变化，及时联系 120，在医务人员的指导下进行处理，不可以喝水、吃东西。
6. 等待 120。

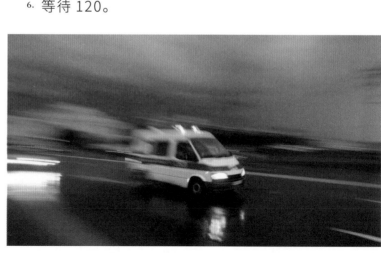

记录您的养生心得：　　　　　　　　　　2018 年 6 月　日

2018.06

六月下 / 夏

夏至

一年中阳气最旺的时节，
阳盛于外，注意养护阳气。
夏至天气由凉转暑。

2018.06

一	二	三	四	五	六	日
				1	2	3
4	5	6	7	8	9	10
11	12	13	14	15	16	17
18	19	20	21	22	23	24
25	26	27	28	29	30	

2018.07

一	二	三	四	五	六	日
						1
2	3	4	5	6	7	8
9	10	11	12	13	14	15
16	17	18	19	20	21	22
23	24	25	26	27	28	29
30	31					

周一	周二	周三	周四	周五	周六	周日
11 廿八	12 廿九	13 三十	14 初一	15 初二	16 五月 初三	17 父亲节
18 端午节	19 初六	20 初七	21 夏至	22 初九	23 初十	24 十一
25 十二	26 十三	27 十四	28 十五	29 十六	30 十七	01 建党节

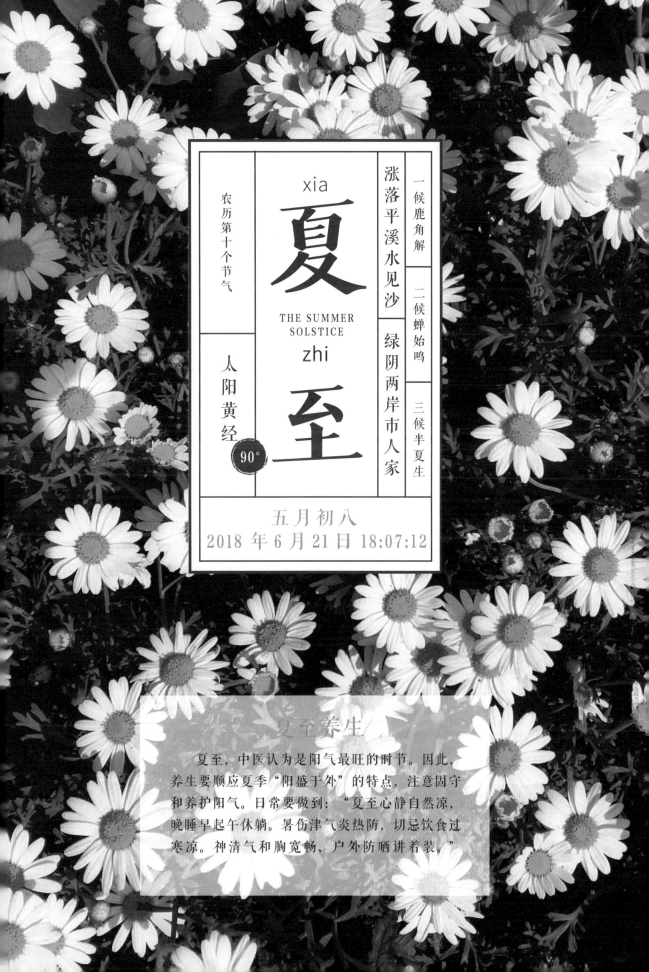

农历第十个节气

xia

夏

THE SUMMER
SOLSTICE

zhi

至

太阳黄经

90°

涨落平溪水见沙

绿阴两岸市人家

一候鹿角解

二候蝉始鸣

三候半夏生

五月初八
2018 年 6 月 21 日 18:07:12

夏至养生

　　夏至，中医认为是阳气最旺的时节。因此，养生要顺应夏季"阳盛于外"的特点，注意固守和养护阳气。日常要做到："夏至心静自然凉，晚睡早起午休躺。暑伤津气炎热防，切忌饮食过寒凉。神清气和胸宽畅，户外防晒讲着装。"

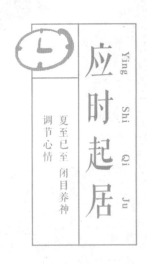

应时起居

Ying Shi Qi Ju

夏至已至 闭目养神

调节心情

二〇一八 降压手账

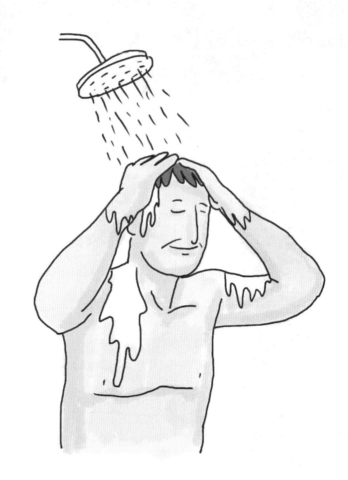

《素问·四气调神大论》："夏三月，此为蕃秀，天地气交，万物华实，夜卧早起，无厌于日，使志无怒，使华英成秀，使气得泄，若所爱在外，此夏气之应，养长之道也。逆之则伤心，秋为痎疟，奉收者少，冬至重病。"

顺应阳盛阴衰的变化

夏至节气，睡"子午觉"，即中午 11—13 点和晚上 11—1 点宜休息。中午尽量午休，但时间不用太长，睡半个小时就可培阳生阴；晚上 11 点前休息，可以养阴生阳。

睡前泡脚、身体放松，躺下来揉一揉小腹，直至发热，可以使气血更好地汇聚于关元穴，使身体处于经脉通畅、百气归元、身心安适的状态。早晨醒来后不要急着起床，先揉一揉小腹，然后把双手放在肚脐上做几个腹式呼吸。

每日温水洗澡，不仅可以洗掉汗水、污垢，使皮肤清洁凉爽，利于消暑防病，还可以加快血液循环，改善睡眠，增强抵抗力。

110

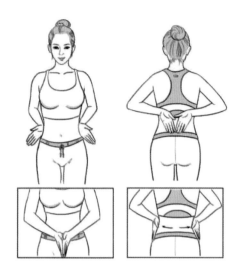

玉带环腰起元术

双手合十，指尖向前，掌根顶住肚脐用力向两侧推，推到腰的两侧时，手背与后腰的命门穴（肚脐与后腰正对的位置）相对。从命门穴开始，手背向腰两侧推回来。反复推 5~10 分钟，最好推到带脉发热为止。这样能有效疏通带脉，调畅全身经络。

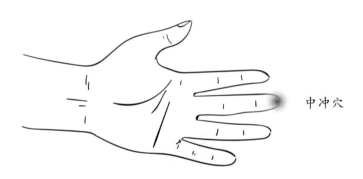

中冲穴

掐按中冲穴

"中冲穴"归手厥阴心包经，有醒神开窍、清心泄热的功效。人的五指对应五脏，《幼科推拿秘书》载："大拇指属脾土，脾气通于口，络联于大指……食指属肝，肝气通于目，络联于食指……中指名为将指，属心，心气通于舌，络联于将指"。中冲穴位于中指指尖上，适当掐按可以疏通经络、调和阴阳，保护和辅助心脏部分功能；由于心为君主之官，主血脉，从而起到调畅全身气血的作用，有助血压趋于平稳。

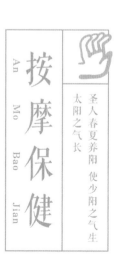

按摩保健
An Mo Bao Jian

圣人春夏养阳 使少阳之气生 太阳之气长

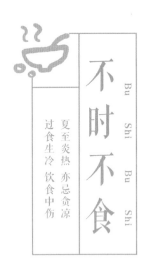

不时不食
Bu Shi Bu Shi

夏至炎热 亦忌贪凉
过食生冷 饮食中伤

低盐低脂　清淡饮食

　　将膳食中的盐包括所有食物中的钠折合成盐，减少到每日平均 4~6g；增加摄入含钾、钙丰富的新鲜蔬菜、水果、牛奶及豆制品；少吃以猪肉为主的多脂肪肉食，适量多吃禽类及鱼类等含蛋白质丰富而含脂肪较低的食物；每天饮牛奶 250 毫升，每周吃鸡蛋不超过 4 个；限制饮酒或最好不饮白酒。

推荐食谱

山楂炖扁豆粥

[材料] 鲜山楂 30g，白扁豆 30g，红糖 50g。

[做法] 山楂、扁豆同炖，加入红糖服用。

[功效] 健脾、消食、和胃。

[适应证] 肝旺脾虚之高血压患者

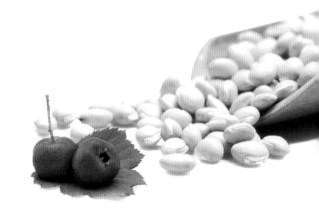

昆布海藻煲黄豆

[材料] 昆布、海藻各 30g，黄豆 150~200g。

[做法] 小火炖汤，加白糖少许调味。

[功效] 清热降压、软坚散结、滋阴和脾。

[适应证] 阴阳两虚之高血压患者。

菊花白糖饮

[材料] 杭白菊 9g，白糖 20g。

[做法] 将菊花放入杯中，加入白糖，冲入沸水浸泡 5 分钟。

[功效] 疏风清热、平肝明目。

[适应证] 肝阳上亢型高血压患者夏季代茶饮用。

夏枯草煲猪肉

[材料] 夏枯草 20g，瘦猪肉 50g。

[做法] 小火炖汤即可，加白糖少许调味。

[功效] 清肝热、滋阴补虚。

[适应证] 阴虚阳亢型高血压患者。

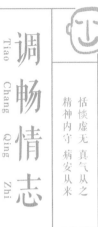

圣人传音　而通神明

音乐能养生、治病，已被中外许多学者公认，尤其是中国古典音乐。在两千年前，《黄帝内经》提出"五音疗疾"的观点，五音即角、徵、宫、商、羽，对应于人的五脏。心主夏，徵调式乐曲，热烈欢快、活泼轻松，具有"火"之特性，可入心，能促进全身气机的升提，调节心脏功能，使全身血脉通利、心情舒畅。

音乐推荐

古琴曲《流水》
小提琴协奏曲《梁祝》

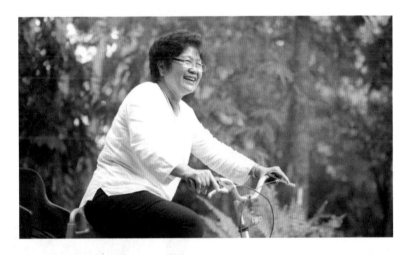

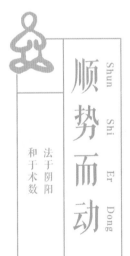

顺势而动

Shun Shi Er Dong

法于阴阳 和于术数

　　最好在清晨或傍晚天气凉爽的时候，在河湖水边、公园庭院等空气清新的地方锻炼。

　　高血压患者运动方式应以有氧运动为主，包括步行、慢跑、骑自行车、游泳、练习慢节奏的舞蹈和体操等；此外，打太极拳也能很好地防治高血压。相反，无氧运动、力量型运动、快跑等会导致血压大幅度升高，具有一定的危险性。

　　运动过程中汗出较多时，可适当饮用淡盐开水或绿豆盐水汤，切不可饮用大量凉开水，更不能立即用冷水冲头、淋浴，否则容易引起寒湿痹证等多种疾病。

合理定期用药

　　炎热的夏季，高血压患者应根据血压监测的结果调整药物剂量，不能随意改变药物；其次，夏季汗出较多，电解质容易丢失，如果使用利尿剂降压，则需要当心低血钾的发生，因此如非特殊必要，建议减少利尿剂或含利尿药成分的复合剂的应用。

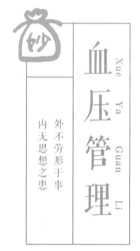

血压管理

Xue Ya Guan Li

外不劳形于事
内无思想之患

保证睡眠适量运动

　　高血压是一种心身疾病，任何精神刺激都能使血压升高，因此要保持心情舒畅，合理休息、起居规律，早睡不熬夜，每日保证 7~9 小时的睡眠时间。

　　适量运动能够舒经活络，调畅气血，缓解紧张情绪，有利于控制血压。一般而言，一天总运动时间为 30~60 分钟，每星期运动 3~7 天，以自己可以承受为宜。

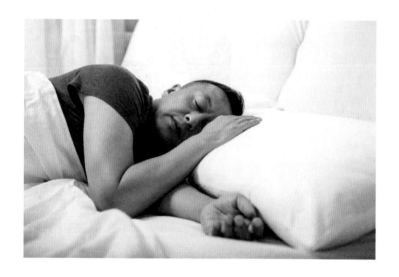

记录您的养生心得：　　　　　　　　　　2018 年 6 月　日

六月下　夏至篇

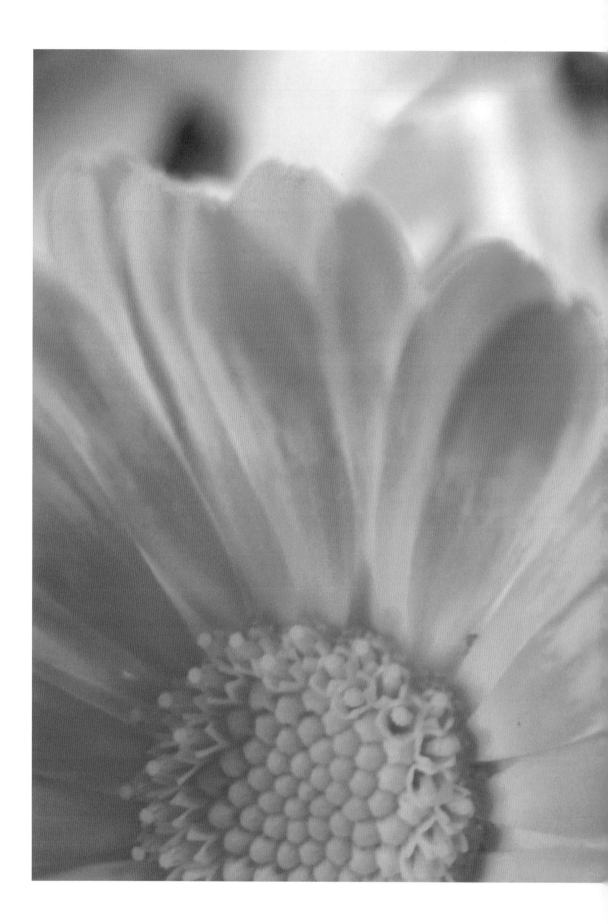

第三季度

小暑 大暑
立秋 处暑
白露 秋分

建议每三个月至医院化验检查项目
记得把每次的检查结果记录下来哦

检查日期	检查项目		测量值
	肝功能	谷丙转氨酶 (U/L)	
		谷草转氨酶 (U/L)	
	肾功能	尿素氮 (mmol/L)	
		肌酐 (μmol/L)	
		尿酸 (μmol/L)	
	电解质	血钾 (mmol/L)	
	血常规	白细胞 ($\times 10^9$/L)	
		红细胞 ($\times 10^{12}$/L)	
		血小板 ($\times 10^9$/L)	
	血糖	空腹血糖 (mmol/L)	
		餐后 2 小时血糖 (mmol/L)	
		糖化血红蛋白	
	血脂	总胆固醇 (mmol/L)	
		甘油三酯 (mmol/L)	
		高密度脂蛋白 (mmol/L)	
		低密度脂蛋白 (mmol/L)	

检查日期	检查项目		测量值
	尿	尿微量白蛋白 (mg/L)	
		尿常规	
	心电图		
	心脏超声	心脏超声检查结果提示	
		左房内径 (19~40mm)	
		室间隔厚度 (6~11mm)	
		左室后壁厚度 (6~11mm)	
		左室舒张末期内径 (35~56mm)	
		左室收缩末期内径 (23~35mm)	
		射血分数 (EF)	
		E 峰与 A 峰比值 (E/A)	

建议您记录下每日的血压、心率

项目 日期	时间	血压 mmHg	心率 次/分	时间	血压 mmHg	心率 次/分	时间	血压 mmHg	心率 次/分
01									
02									
03									
04									
05									
06									
07									
08									
09									
10									
11									
12									
13									
14									
15									

项目 日期	时间	血压 mmHg	心率 次/分	时间	血压 mmHg	心率 次/分	时间	血压 mmHg	心率 次/分
16									
17									
18									
19									
20									
21									
22									
23									
24									
25									
26									
27									
28									
29									
30									
31									

建议您记录下每日的血压、心率

日期＼项目	时间	血压 mmHg	心率 次/分	时间	血压 mmHg	心率 次/分	时间	血压 mmHg	心率 次/分
01									
02									
03									
04									
05									
06									
07									
08									
09									
10									
11									
12									
13									
14									
15									

项目 日期	时间	血压 mmHg	心率 次/分	时间	血压 mmHg	心率 次/分	时间	血压 mmHg	心率 次/分
16									
17									
18									
19									
20									
21									
22									
23									
24									
25									
26									
27									
28									
29									
30									
31									

建议您记录下每日的血压、心率

日期 \ 项目	时间	血压 mmHg	心率 次/分	时间	血压 mmHg	心率 次/分	时间	血压 mmHg	心率 次/分
01									
02									
03									
04									
05									
06									
07									
08									
09									
10									
11									
12									
13									
14									
15									

项目 日期	时间	血压 mmHg	心率 次/分	时间	血压 mmHg	心率 次/分	时间	血压 mmHg	心率 次/分
16									
17									
18									
19									
20									
21									
22									
23									
24									
25									
26									
27									
28									
29									
30									

2018.07

七月上 / 夏

小暑

小暑指天气开始炎热。
进入小暑，盛夏开始。
天气炎热，降雨增多。

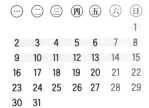

2018.07

一	二	三	四	五	六	日
						1
2	3	4	5	6	7	8
9	10	11	12	13	14	15
16	17	18	19	20	21	22
23	24	25	26	27	28	29
30	31					

2018.08

一	二	三	四	五	六	日
		1	2	3	4	5
6	7	8	9	10	11	12
13	14	15	16	17	18	19
20	21	22	23	24	25	26
27	28	29	30	31		

周一	周二	周三	周四	周五	周六	周日
25	26	27	28	29	30	01
十二	十三	十四	十五	十六	五月 十七	建党节
02	03	04	05	06	07	08
十九	二十	廿一	廿二	廿三	小暑	廿五
09	10	11	12	13	14	15
廿六	廿七	廿八	廿九	六月	初二	初三

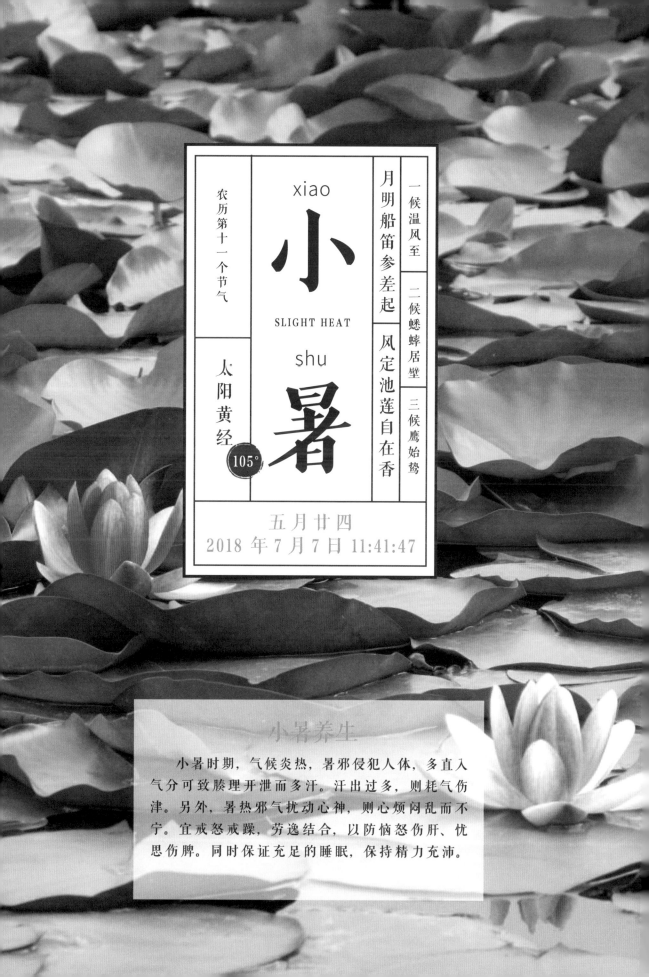

农历第十一个节气

xiao
小

SLIGHT HEAT

shu
暑

太阳黄经 105°

月明船笛参差起
风定池莲自在香

一候温风至
二候蟋蟀居壁
三候鹰始鸷

五月廿四
2018 年 7 月 7 日 11:41:47

小暑养生

小暑时期，气候炎热，暑邪侵犯人体，多直入气分可致腠理开泄而多汗。汗出过多，则耗气伤津。另外，暑热邪气扰动心神，则心烦闷乱而不宁。宜戒怒戒躁，劳逸结合，以防恼怒伤肝、忧思伤脾。同时保证充足的睡眠，保持精力充沛。

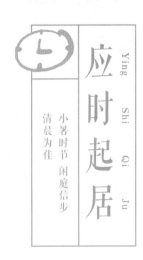

应时起居

Ying Shi Qi Ju

小暑时节 闲庭信步
清晨为佳

晚睡早起　注意避暑

晚上 10 点至 11 点就寝，早上 5 点半至 6 点半起床，到户外去散散步，放松身体。每天午睡 30 分钟左右。

小暑时节，休息时切勿贪凉。避免夜卧受凉，汗出当风，以防出现感冒、湿疹等疾病。

因为当人睡着以后，身上的汗腺仍不断向外分泌汗液，整个机体处于放松状态，抵抗力下降，而夜间气温下降，气温与体温之差逐渐增大，很容易导致头痛、腹痛、关节不适，引起消化不良或腹泻。避免运动后立即饮冷饮或洗凉水澡，因其容易损伤脾胃或导致寒湿入侵而出现感冒、关节疼痛等疾病。

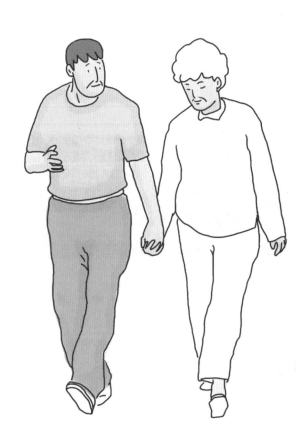

按摩气海穴

气海穴位于下腹部，前正中线上，脐下 1.5 寸，是阴中之阳、元气之海，属奇经八脉之任脉。此穴能培补元气，益肾固精，补益回阳。经常在这个位置进行按摩能够很好地强壮身体，同时还能够有效地提高身体的免疫力及抵抗力。

按摩中脘穴

中脘穴在上腹部，前正中线上，脐上 4 寸，即胸骨下端与肚脐连线中点，属奇经八脉之任脉。"中"指本穴相对于上脘穴、下脘穴二穴而为中也。"脘"，空腔也。中脘穴是手太阳、手少阳、足阳明、任脉之会。该穴是胃的经气汇集之处，任何原因引起的脾胃虚弱、运化失调，均可取中脘为主进行治疗。

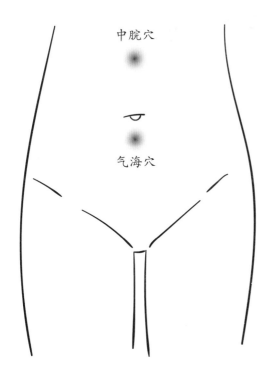

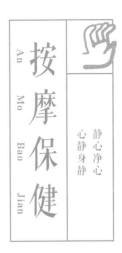

按摩保健 An Mo Bao Jian 静心净心 心静身静

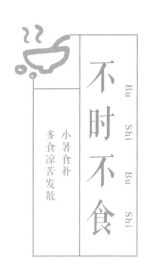

不时不食

不时不食
Bu Shi Bu Shi

小暑食补
多食凉苦发散

平肝潜阳　补脾止泻

　　进入小暑，宜食用具有凉苦发散性质的蔬菜，如芹菜、番茄、茄子、生菜、苦菜、莴笋、韭菜、大蒜、洋葱、大葱、苦瓜、冬瓜、番茄、丝瓜、南瓜、黄瓜、西瓜、绿豆、白扁豆等。

食谱推荐

西瓜番茄汁

【材料】西瓜半个，番茄 3 个大小适中。

【做法】西瓜去皮、去籽，番茄沸水冲烫，剥皮去籽。二者同时绞汁，两液合并，随量饮用。

【功效】清热、生津、止渴。对于夏季感冒、口渴、烦躁、食欲不振、消化不良、小便赤热者尤为适宜。

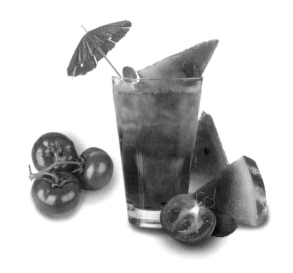

蚕豆炖牛肉

【材料】鲜蚕豆或水发蚕豆120g，瘦牛肉250g，食盐少许，味精、香油适量。

【做法】牛肉切小块，先在水锅内汆一下，捞出沥水，将砂锅内放入适量的水，待水温时，牛肉入锅，炖至六成熟，将蚕豆入锅，开锅后改文火，放盐煨炖至肉、豆熟透，加味精、香油，出锅即可。

【功效】健脾利湿，补虚强体。

清心解暑茶

【做法】取鲜竹叶心、莲子心、麦冬、鲜佩兰各 6g，煎水代茶凉饮。

【功效】清凉解暑，健脾和胃。

气血以流　腠理以密

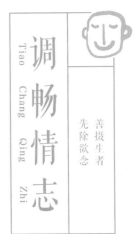

调畅情志

Tiao Chang Qing Zhi

善摄生者
先除欲念

中国的音乐疗法观念由来已久，《黄帝内经》就有专门关于五音对五脏的观念颇为详细的讲解。五音为"角、徵、宫、商、羽"，对应的五脏为"肝、心、脾、肺、肾"。因此小暑推荐多听徵调音乐。

音乐推荐

《百鸟朝凤》
《紫竹调》
《春节序曲》

七月上·小暑篇

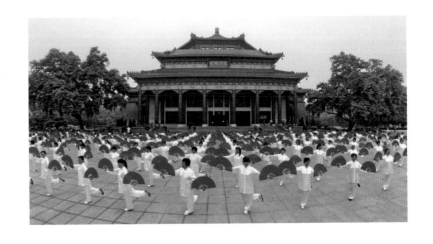

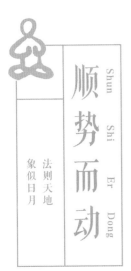

顺势而动

Shun Shi Er Dong

法则天地
象似日月

瑜伽　需要一定的时间和技巧，可以根据自身情况选择适合动作，不要过度拉伸，每次半个小时为宜，每周3次。

游泳　游泳被称为运动之王，可以运动塑造我们全身的肌肉，提高身体柔韧性，提高骨密度。运动时间宜控制在1小时以内。

羽毛球　炎炎夏日，户外活动难免受限制，像打羽毛球此类室内运动，是高温天气运动的好选择。

注：无论何种运动，不宜出汗过多，微微汗出便可。

血压变化特点

夏季对应为心脏，心为阳脏而主神明。若此时出现心脏阴阳失调，则可能出现心悸的症状。心阴不足，则盗汗，失眠多梦；心阳不足，则胸闷，困倦，自汗，气喘。情志变化，也会导致血压的大幅波动。因此，应按时做好血压水平的监测与管理，切不可疏忽大意。

用药注意事项

夏季暑湿烦热，容易使血压波动较大，但不可盲目增减药物，应在严格监测血压的情况下，由临床医师指导进行药物调整。高血压药物，仍推荐长效稳定者。降压药物应按时服用，药物控制血压的程度应询问医师，不可独自更改用药。

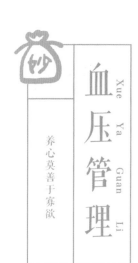

妙

血压管理

Xue Ya Guan Li

养心莫善于寡欲

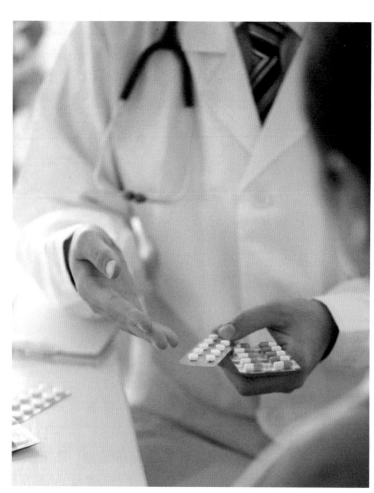

记录您的养生心得：

七月上·小暑篇

2018.07

七月下 / 夏

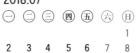

2018.07

一	二	三	四	五	六	日
						1
2	3	4	5	6	7	8
9	10	11	12	13	14	15
16	17	18	19	20	21	22
23	24	25	26	27	28	29
30	31					

2018.08

一	二	三	四	五	六	日
		1	2	3	4	5
6	7	8	9	10	11	12
13	14	15	16	17	18	19
20	21	22	23	24	25	26
27	28	29	30	31		

暑为热，大暑为大热。
日照最多，气温最高。
作物生长速度最快。

周一	周二	周三	周四	周五	周六	周日
16 六月 初四	17 初五	18 初六	19 初七	20 初八	21 初九	22 初十
23 大暑	24 十二	25 十三	26 十四	27 十五	28 十六	29 十七
30 十八	31 十九	01 建军节	02 廿一	03 廿二	04 廿三	05 廿四

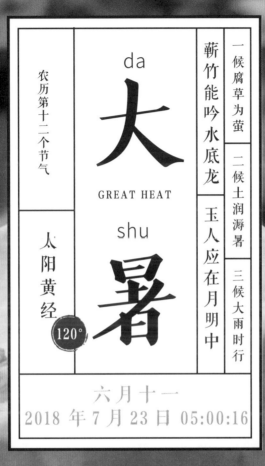

农历第十二个节气

da
大
GREAT HEAT
shu
暑

薪竹能吟水底龙　玉人应在月明中

一候腐草为萤　二候土润溽暑　三候大雨时行

太阳黄经 120°

六月十一
2018 年 7 月 23 日 05:00:16

大暑养生

大暑时节气候炎热，酷暑多雨，暑湿之邪极易侵犯人体，入心则致心气亏耗，尤其老年人、儿童等体质弱的人群，往往难以耐受，而导致中暑或心血管疾病复发。可出现全身明显乏力、胸闷、心烦、心悸、头昏、注意力不集中、大量出汗、四肢麻木、口渴、恶心等症状。

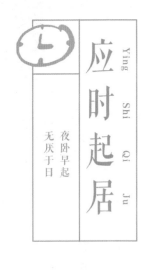

应时起居

Ying Shi Qi Ju

夜卧早起
无厌于日

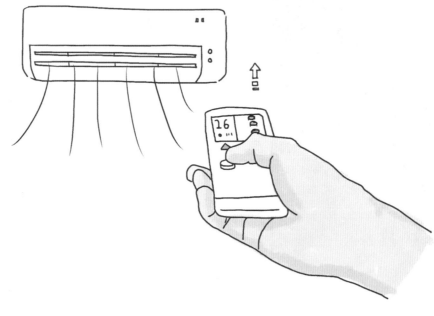

《素问·四气调神大论》："夏三月，此为蕃秀，天地气交，万物华实，夜卧早起，无厌于日，使志无怒，使华英成秀，使气得泄，若所爱在外，此夏气之应，养长之道也。逆之则伤心，秋为痎疟，奉收者少，冬至重病。"

夜卧早起　百气归元

晚上可晚睡，大概 11 时入寝，早上五六点左右起床，趁着清晨空气清新且比较凉爽，可以外出慢走，呼吸新鲜空气。大暑时节，休息时应注意空调不要调的太低，因为贪凉或可导致头痛、腹泻等受凉症状。

按摩风池穴

人体的风池穴位于项部、当枕骨之下，与风府穴相平，胸锁乳突肌与斜方肌上端之间的凹陷处。按摩时保持身体正直，头后仰，两手拇指分别置于两侧风池穴，做环形转动按揉 1 分钟，以有明显的酸胀感为宜，反复做 5 次，有利于解除夏日疲劳乏力、头昏蒙等症状。

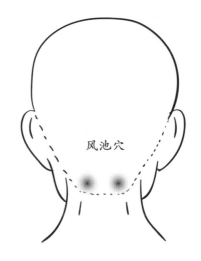

风池穴

按摩心俞穴

心俞穴位于第 5 胸椎棘突下，旁开 1.5 寸。心俞是心的背俞穴，是心气转输于后背体表的部位。按摩此穴可养心安神。

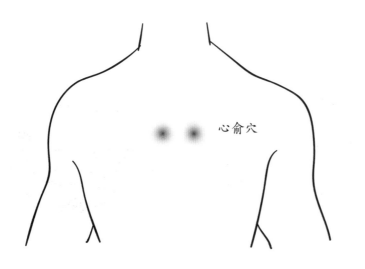

心俞穴

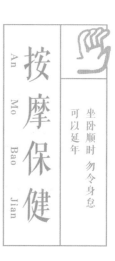

按摩保健

An Mo Bao Jian

坐卧顺时 勿令身怠
可以延年

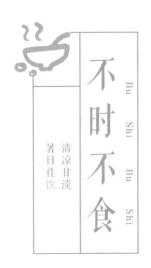

不时不食

BU SHI BU SHI

清凉甘淡
暑日佳饮

绿豆南瓜汤

【材料】绿豆 50g，老南瓜 500g，食盐少许。

【做法】绿豆清水洗净，趁水气未干时加入食盐少许（3g 左右）搅拌均匀，腌制几分钟后，用清水冲洗干净。南瓜去皮、瓤用清水洗净，切成 2 厘米见方的块待用。锅内加水 500 毫升，烧开后，先下绿豆煮沸 2 分钟，淋入少许凉水，再煮沸，将南瓜入锅，盖上锅盖，用文火煮沸约 30 分钟，至绿豆开花，加入少许食盐调味即可。

【功效】清暑解毒、生津益气。

百合莲子蛋羹

【材料】百合、莲子肉各 50g，鸡蛋 2～3 个，冰糖适量。

【做法】先将整鸡蛋煮熟，去壳待用；百合、莲子肉洗净后，与鸡蛋同放入炖盅内，加适量冰糖，隔水炖半小时左右即可。

【功效】滋养润肺、清心安神。

【禁忌】百合性寒，故风寒咳嗽者忌食。

绿豆百合粥

【材料】绿豆 100g、干百合 20g、大米 10g、冰糖 20g

【做法】将绿豆洗净去杂质，百合洗净，大米淘洗干净，冰糖打碎；把绿豆和大米放入锅中，加入适量的水，大火煮开后转小火，加入百合炖 1 小时，加入冰糖，再煮 15 分钟即可。

【功效】清凉解暑、清心安神

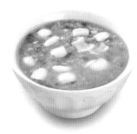

冬瓜蒸饺

【材料】饺子皮、猪肉 300g、冬瓜 150g、火腿 20g

【做法】将猪肉洗净剁成肉末，火腿和姜切细加到肉末中搅拌，再依次加入盐、酱油、清水搅拌均匀；冬瓜洗净去皮，切成小丁，放入肉末中搅拌均匀；在每张饺子皮中加入适量的馅料，捏成饺子的形状；在锅中放入适量的凉水，蒸笼架好之后将饺子依次放入蒸笼内；大火烧开后，将火稍微调小，蒸大概 15 分钟即可。

【功效】养胃生津、清降胃火。

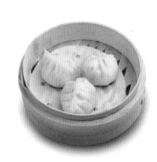

大暑节气，推荐多听徵调音乐。徵调音乐可振作精神，调节心脏功能，助脾胃，利肺气。

调畅情志
Tiao
Chang
Qing
Zhi

惜气存精更养神
少思寡欲勿劳心

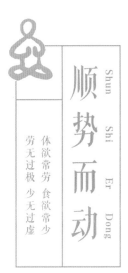

音乐 推荐

古琴曲《新春乐》《汉宫秋月》
现代曲目《解放军进行曲》《卡门》

大暑时节适宜的运动同小暑相近，但因天气炎热，注意选择户外运动的时间，以傍晚或清晨气温不是很高时为宜。

运动过程中易大量出汗，应注意补充水分。补充水分时忌大口大口地饮水，可分多次少量补充水分。如运动强度较大，汗出较多，可适当饮用运动饮料，补充丢失的电解质等。

顺势而动
Shun
Shi
Er
Dong

体欲常劳 食欲常少
劳无过极 少无过虚

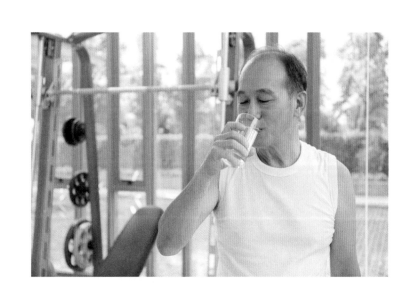

密切监测血压

夏季对血压的影响因人而异，患者需要掌握夏季高血压降中多变的规律，不能放松对血压的监测，最好在家中自备一台血压计，每天自测血压，如不能自测则应每 3~5 天去诊所测一次血压，最长间隔不要超过 1 周。如果发现气温骤变、血压明显波动，应缩短间隔时间，必要时去医院行 24 小时动态血压监测，按照医生意见调整用药。

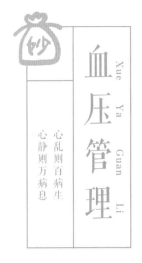

血压管理
Xue Ya Guan Li

心乱则百病生
心静则万病息

降温避暑多喝水

高血压患者应科学使用空调，室温不宜调得过低，保持在 27~28℃即可，要保持室内温度恒定，切忌忽冷忽热。

应及时补充水分。在夏天高温环境里，人体水分排出量可达到 3300 毫升，较大运动量时体内排出水分则高达 6600 毫升，需根据排泄量调整饮水量，饮用白开水或含盐不超过 1% 的低盐水能有效地补充水分，另外也需要通过多食水果、蔬菜来补充。

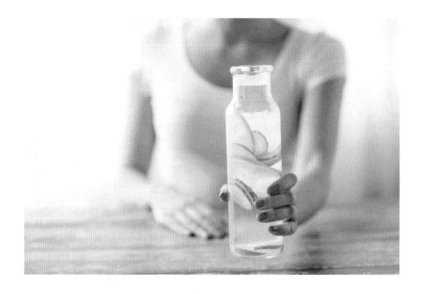

记录您的养生心得：   2018 年 7 月　 日

2018.08

八月上 / 秋

立秋

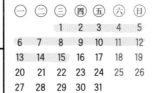

2018.08

一	二	三	四	五	六	日
		1	2	3	4	5
6	7	8	9	10	11	12
13	14	15	16	17	18	19
20	21	22	23	24	25	26
27	28	29	30	31		

2018.09

一	二	三	四	五	六	日
					1	2
3	4	5	6	7	8	9
10	11	12	13	14	15	16
17	18	19	20	21	22	23
24	25	26	27	28	29	30

秋季开始之节气。
暑去凉来，庄稼成熟。
天气由热转凉，由凉转寒。

周一	周二	周三	周四	周五	周六	周日
30 十八	31 十九	01 建军节	02 六月 廿一	03 廿二	04 廿三	05 廿四
06 廿五	07 立秋	08 廿七	09 廿八	10 廿九	11 七月	12 初二
13 初三	14 初四	15 初五	16 初六	17 七夕节	18 初八	19 初九

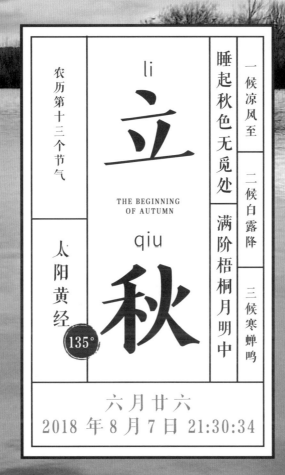

农历第十三个节气

li
立

THE BEGINNING
OF AUTUMN

qiu
秋

太阳黄经 135°

睡起秋色无觅处
满阶梧桐月明中

一候凉风至

二候白露降

三候寒蝉鸣

六月廿六
2018 年 8 月 7 日 21:30:34

立秋养生

立秋时节，秋风阵阵，地气萧杀，冷暖空气频繁交汇，有时高温闷热，有时又秋雨连绵，阴霾闷湿。在如此剧烈变化的环境中，身体偶有不适，就易患上"秋季气象过敏症"，表现为：困倦乏力，纳差腹胀，失眠多梦，记忆力下降，头晕目眩，心悸多汗，易激动、多焦虑，并伴有旧伤痛发作等。

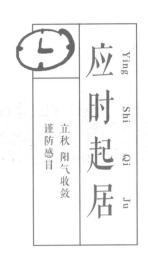

应时起居

立秋 阳气收敛
谨防感冒

早卧早起　注意天气

立秋开始最好晚上 10 时前入睡，早睡早起，还要适当午睡，尽量争取每天多睡一个小时，以缓解秋乏过盛。卧以顺应阳气之收敛，早起为使肺气得以舒展，且防收敛之太过。

立秋乃初秋之季，暑热未尽，虽有凉风时至，但天气变化无常，即使在同一地区也会出现"一天有四季，十里不同天"的情况。因而着衣不宜太多，否则会影响机体对气候转冷的适应能力，易受凉感冒。

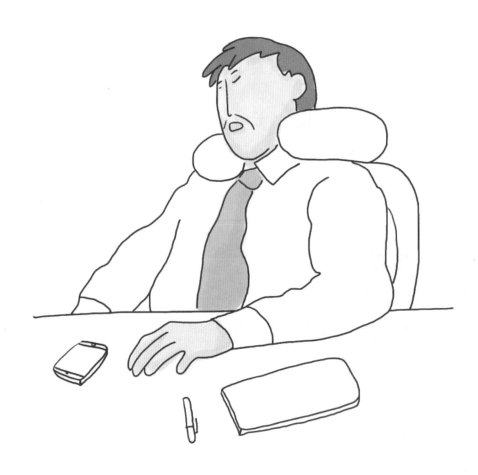

二○一八　降压手账

按摩关元穴

关元穴位于下腹部，前正中线上，脐下三寸处。关元穴是元气出入的关卡，也是小肠的募穴，小肠之气结聚此穴并经此穴输转至皮部。关元穴为先天之气海，是养生吐纳、吸气凝神的地方。

秋天因为温度下降，人们睡觉时如没有注意及时盖被子，会造成寒气侵入身体，导致腹泻的发生，按摩关元穴对于缓解这种情况非常有效，具有培元固本、补益下焦的作用。

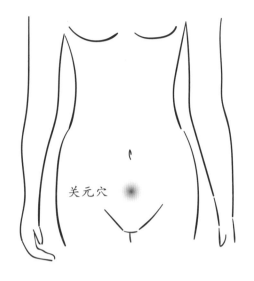

关元穴

脚部按摩功

坐在床上或沙发上，左脚曲回，左手抓握左脚趾，右手稍用力搓左脚心 108 次，然后按同样方法再搓右脚心 108 次。然后弹脚趾，将大脚趾压在二脚趾上，两脚趾相弹，开始先弹 36 下，脚趾相弹习惯后，每次弹 108 下。以上两项早晚各做 1 次。

因脚上有足太阴脾经、足太膀胱经、足少阴肾经、足少阳胆经、足厥阴肝经、足阳明胃经、阴跷脉、阳跷脉、阴维脉、阳维脉等，它集中了全身的经络，因此脚部按摩对调节全身功能起着重要作用。

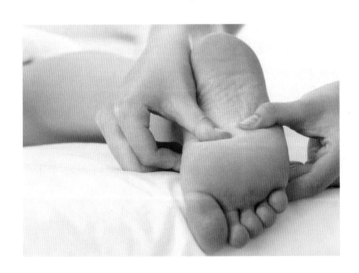

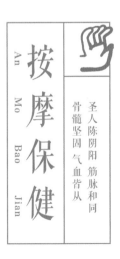

按摩保健

An Mo Bao Jian

圣人陈阴阳 筋脉和同
骨髓坚固 气血皆从

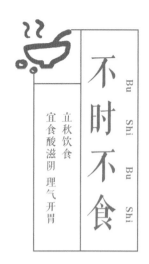

不时不食

Bu Shi Bu Shi

立秋饮食
宜食酸滋阴 理气开胃

补脾润肺 凉血生津

秋季宜食用酸性食物，如苹果、橘子、山楂、猕猴桃、白梨、柠檬、柚子，以及具有润肺作用的食物，如银耳、豆腐、百合、蜂蜜、糯米、粳米、豆芽、菠菜、白萝卜、藕、鸡汤、骨汤等。

食谱推荐

黄精煨肘

[材料] 黄精 9g，党参 9g，大枣 5 枚，猪肘 750g，生姜 15g，葱适量。

[做法] 黄精切薄片，党参切短节，装纱布袋内，扎口；大枣洗净待用。猪肘刮洗干净入沸水锅内焯去血水，捞出待用。姜、葱洗净拍破待用。以上食物同放入砂锅中，加入适量清水，置武火上烧沸，撇尽浮沫，改文火继续煨至汁浓肘黏，去除药包，肘、汤、大枣同时装入碗内即成。

[功效] 补脾润肺。

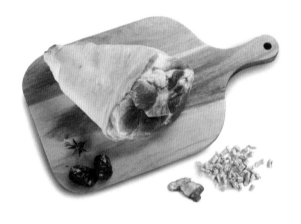

萝卜茶

[材料] 白萝卜 100g、茶叶 5g、食盐适量。

[做法] 先将白萝卜洗净切片煮烂，略加食盐调味（勿放味精），再将茶叶用水冲泡 5 分钟后倒入萝卜汤汁内服用。

[功效] 清热化痰，理气开胃

生地粥

[材料] 生地黄 25g，大米 75g，白糖少许。

[做法] 生地黄鲜品洗净切细后，用适量清水在火上煮沸约 30 分钟后，滤出药汁，再复煎煮一次，两次药液合并后浓缩至 100 毫升，备用。将大米洗净煮成白粥，趁热加入生地汁，搅匀食用时加入适量白糖调味即可。

[功效] 滋阴益胃，凉血生津。

游行天地之间　视听八达之外

立秋推荐多听商调音乐。

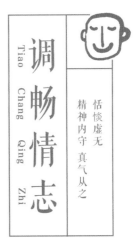

调畅情志
Tiao Chang Qing Zhi

恬惔虚无
精神内守　真气从之

音乐推荐

《阳春白雪》
《嘎达梅林》
《第三交响曲》

秋日运动　遵行天时　促进血液循环

慢跑 能增强血液循环，改善心肺功能；改善脑的血液供应和脑细胞的氧供应，减轻脑动脉硬化。根据自己体力，跑速自定，跑程不限，每次40分钟左右。

登山 能提高肺通气量、肺活量，促进血液循环等，增强体质。须在山林地带空气清新、负氧离子含量高的地方进行锻炼，尽量避开气温较低的早晨和傍晚，速度要缓慢。

骑自行车 骑自行车是一种能改善人们心肺功能的耐力性锻炼，且能使人心情愉悦。可根据自己的体能适当锻炼。

冷水浴 秋天气温、水温、体温较为相近，冷水对人体刺激较小，可以提高身体免疫力，同时促进皮肤与内脏间的血液循环，预防心血管疾病的发生等。冷水浴前应先热身或先用浸湿的毛巾擦拭身体，适应后再直接用冷水冲洗，时间一般为10分钟，以身体能够适应为宜。

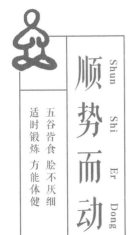

顺势而动
Shun Shi Er Dong

五谷皆食 脍不厌细
适时锻炼 方能体健

立秋时节多发病

四季之中，秋天属金，而人体的五脏之中肺脏也是金性，所以秋气与肺气相通。

秋季对应为肺脏，肺气主宣发肃降及通调水道，若此时功能受损，可能出现：肝升肺降失宜，使血压升高或不稳定；过食辛散，肺气耗散，困倦乏力；燥邪伤肺，干咳少痰；肺燥下移于大肠，便秘等燥热病症。而夏秋交替之际，天气变化较大，往往是小儿疾病多发时期。此外，心脑血管疾病、感冒、乙脑等疾病也好发。

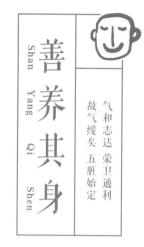

善养其身

Shan Yang Qi Shen

气和志达 荣卫通利
故气缓矣 五脏始定

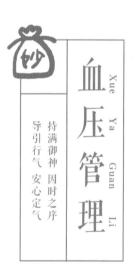

二〇一八 降压手账

血压管理

Xue Ya Guan Li

持满御神 因时之序
导引行气 安心定气

血压变化特点

秋季气温逐渐变冷，寒冷刺激容易引起外周血管痉挛收缩，使血压升高。

用药注意事项

不可盲目加减药，应在严格监测血压的情况下规律服药。

药物调整

天气转凉，血压容易出现回升，此时应注意加强血压的监测，如确实发现明显血压升高，应在医生的指导下调整降压药物。

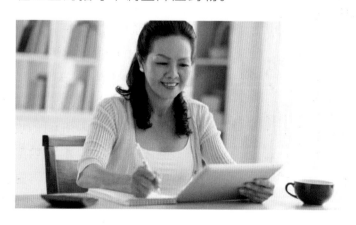

记录您的养生心得：

八月上 · 立秋篇

2018.08 处暑

八月下 / 秋

炎热即将过去，暑气结束。
气温由炎热向寒冷过渡。
天地间万物开始凋零。

2018.08

一	二	三	四	五	六	日
		1	2	3	4	5
6	7	8	9	10	11	12
13	14	15	16	17	18	19
20	21	22	23	24	25	26
27	28	29	30	31		

2018.09

一	二	三	四	五	六	日
					1	2
3	4	5	6	7	8	9
10	11	12	13	14	15	16
17	18	19	20	21	22	23
24	25	26	27	28	29	30

周一	周二	周三	周四	周五	周六	周日
13	14	15	16	17	18	19
初三	初四	初五	七月 初六	七夕节	初八	初九
20	21	22	23	24	25	26
初十	十一	十二	处暑	十四	中元节	十六
27	28	29	30	31	1	2
十七	十八	十九	二十	廿一	廿二	廿三

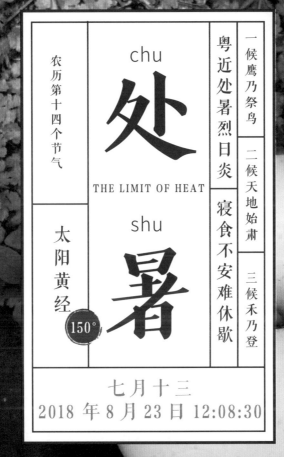

农历第十四个节气

chu

处

THE LIMIT OF HEAT

shu

暑

太阳黄经 150°

粤近处暑烈日炎

寝食不安难休歇

一候鹰乃祭鸟

二候天地始肃

三候禾乃登

七月十三

2018 年 8 月 23 日 12:08:30

处暑养生

　　处暑时期，天气正处在由热转凉的交替时期，自然界的阳气由疏泄趋向收敛，人体内阴阳之气的盛衰也随之转换。这期间，天气仍然较热，且雨水较多，湿热交蒸，合而为湿热邪气。如果脾伤于湿，不仅会出现饮食不化、脘闷嘈杂、恶心呕吐、腹痛便溏、不思饮食、体弱倦怠等症，还可能为咳喘病症种下病根。

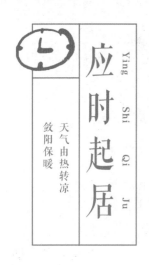

应时起居

Ying Shi Qi Ju

天气由热转凉
敛阳保暖

早卧早起　春捂秋冻

处暑节气正是由热转凉的交替时期，自然界中阴气增强，阳气减弱，人体的阳气也随之内收，"秋乏"也就随之出现。建议大家保证充足的睡眠，改掉夏季晚睡的习惯，以晚上 10 点前入睡最佳，每日比夏天增加 1 小时睡眠为好，并保证早睡早起。

"春捂秋冻"之意，是让体温在秋时勿高，以利于收敛阳气。因为热往外走之时，必有寒交换进去。但是，夜里外出要增加衣服，以保护阳气。同时，早晚比较凉了，要注意增加衣服。

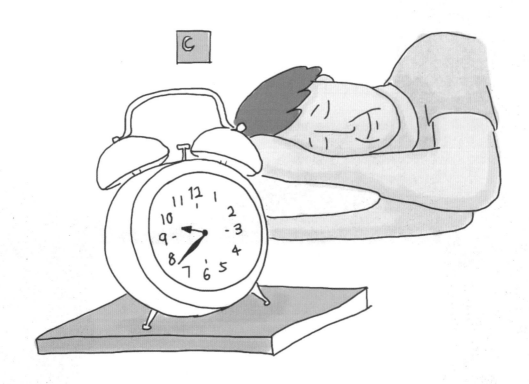

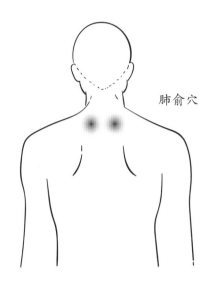

肺俞穴

按摩肺俞穴

　　肺俞穴在背部，第 3 胸椎棘突下，旁开 1.5 寸，为肺的背俞穴，是治疗肺脏疾病的要穴。除可用于治疗颈肩疼痛等局部病症外，还善于治疗肺系疾患如感冒、咳嗽、气喘等。

发声导引功

　　自然站立，双脚分开与肩同宽，双臂自然下垂，掌心朝内侧，中指指尖紧贴风市穴，拔顶，舌抵上腭，提肛，净除心中杂念。全身放松，静站 5 分钟，用腹式顺呼吸法，吸气时腹凸，呼气时腹凹，吸时尽量吸至气满，呼时尽量将气呼尽，呼气时口型发"喝"音。初练时可发出声音，熟练后则不要听见声音，如此反复呼吸 36 次。

足趾导引功

　　端坐在硬板床上，两腿伸直，右脚尖向上不动，左脚跟放在右脚趾上，全身放松，使人体左右阴阳之气循左升右降之机，气机升降可助消除痞块。左脚面绷紧、用鼻吸口呼，做深长匀细呼吸 36 次，意念在呼吸时从胸部领气下行至两脚足趾。

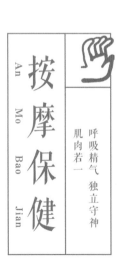

按摩保健

An Mo Bao Jian

呼吸精气 独立守神
肌肉若一

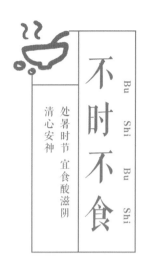

不时不食

Bu Shi Bu Shi

处暑时节 宜食酸滋阴

清心安神

滋阴润燥　强肾补肝

处暑时节，宜多吃些滋阴润燥、酸性的食物，如梨、冰糖、橘子、山楂、青苹果等。同时还适宜食清热安神的食物，如银耳、百合、莲子、蜂蜜、黄鱼、芹菜、菠菜、糯米、芝麻、豆类及奶类，适当地煮些绿豆汤、绿豆冬瓜汤、绿豆百合粥、绿豆薏米粥等。

推荐食谱

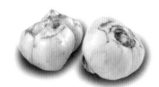

百合脯

[材料] 生百合 60g，蜂蜜 2 汤勺。

[做法] 将百合清水洗净放入碗内，浇上蜂蜜，放入蒸锅内蒸 30 分钟出锅，烘干或风干即可。分七次睡前服用。

[功效] 清心安神。适于睡眠不宁，惊悸易醒者。

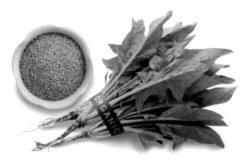

芝麻菠菜

[材料] 鲜菠菜 500g，熟芝麻 15g，盐、香油、味精各适量。

[做法] 菠菜去根洗净，在开水锅中滚烫一下，捞出浸入凉水中，凉后捞出沥干水分，切成段，放入盘内，分别加入盐、味精、香油，搅拌均匀，再将芝麻撒在菠菜上即可。

[功效] 补肝益肾，开胸润燥。

青椒拌豆腐

[材料] 豆腐 1 块，青椒 3 个，香菜 10g，香油、盐、味精各适量。

[做法] 豆腐用开水烫透，捞出晾凉，切成 1 厘米见方小丁。青椒用开水焯一下，切碎，香菜切末。将豆腐、青椒、香菜及香油、盐、味精等搅拌均匀，盛入盘内即可。

[功效] 益气宽中，生津润燥，清热解毒。

清逸隽永　心情舒畅　曲调悠扬　可以延年

处暑同样推荐多听商调音乐。

音乐 推荐

《阳春白雪》
《嘎达梅林》
《第三交响曲》

秋高气爽　登高临远　亲近阳光

　　处暑前后可以选择散步、骑车、体操、慢跑、跳绳等运动，运动程度以全身稍微出汗即可。运动的同时可适度晒太阳。晒太阳的时间宜选择在傍晚，每次半小时左右，晒太阳时应选择避风处。通过适度的体育锻炼和晒太阳，可以能使人身心舒畅，增强体质，提高免疫力。

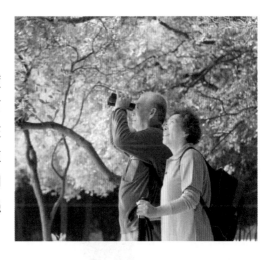

　　登山 能提高肺通气量、肺活量，促进血液循环等，增强体质。须在山林地带空气清新、负氧离子含量高的地方进行锻炼，尽量避开气温较低的早晨和傍晚，速度要缓慢。

　　慢跑 能增强血液循环，改善心肺功能；改善脑的血液供应和脑细胞的氧供应，减轻脑动脉硬化。根据自己体力，跑速自定，跑程不限，每次 40 分钟左右。

　　冷水浴 冷水浴可以提高身体免疫力，同时促进皮肤与内脏间的血液循环，预防心血管疾病的发生等。时间一般为 10 分钟，以身体能够适应为宜。

　　（注：老年人、儿童或身体虚弱者慎用冷水浴。洗浴时严格注意自身身体反应，以免受凉。）

处暑时节多发病

四季之中，秋天属金，而人体的五脏之中肺脏也是金性，所以秋气与肺脏相通。处暑亦在秋季之中，好发病与立秋多有相似，如胃肠疾病、脑血管疾病、呼吸道疾病、抑郁症等。

用药注意事项

秋季昼夜温差较夏季增大，寒冷易刺激交感神经使其兴奋，引起血压升高。建议科学测量血压，详细记录早、中、晚血压情况，以便就医时调整降压方案，加强药物对血压的控制。

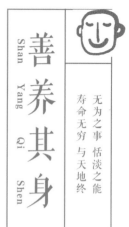

善养其身
Shan Yang Qi Shen

无为之事 恬淡之能
寿命无穷 与天地终

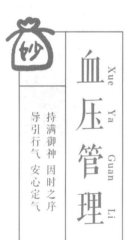

血压管理
Xue Ya Guan Li

持满御神 因时之序
导引行气 安心定气

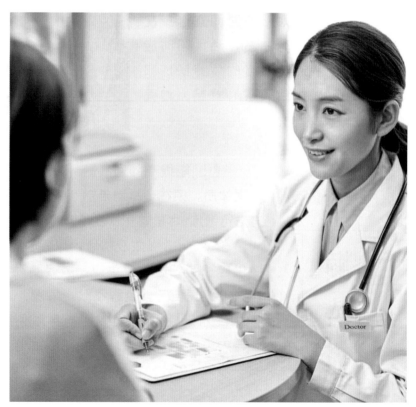

记录您的养生心得：　　　　　　　　　　　2018 年 8 月　日

2018.09

九月上 / 秋

白露天气已经转凉。
温度降低，水汽凝结成露。
秋天已经到来。

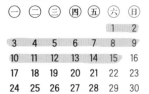

周一	周二	周三	周四	周五	周六	周日
27	28	29	30	31	01	02
十七	十八	十九	二十	廿一	廿二	七月 廿三
03	04	05	06	07	08	09
廿四	廿五	廿六	廿七	廿八	白露	三十
10	11	12	13	14	15	16
教师节	初二	初三	初四	初五	初六	初七

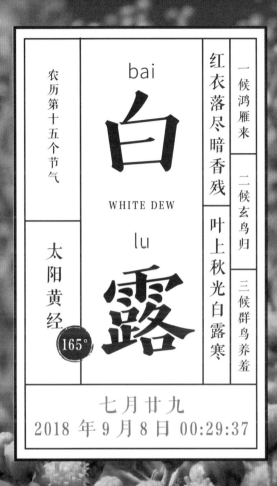

农历第十五个节气

bai

白

WHITE DEW

lu

露

太阳黄经 165°

红衣落尽暗香残

叶上秋光白露寒

一候鸿雁来

二候玄鸟归

三候群鸟养羞

七月廿九
2018 年 9 月 8 日 00:29:37

白露养生

　　白露即为典型的秋季气候，容易出现口干、唇干、大便干结、皮肤干裂等症状。早晚温差大，应及时添加衣被。并由于天气变凉，受寒冷刺激后皮肤和皮下组织血管收缩，周围血管阻力增大，导致血压升高，进而诱发心脑血管事件的发生。寒冷还会引起冠状动脉痉挛，直接影响心脏血液供应，诱发心绞痛或心肌梗死。

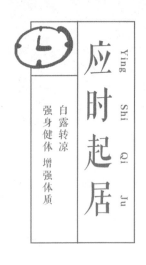

应时起居

Ying Shi Qi Ju

白露转凉
强身健体 增强体质

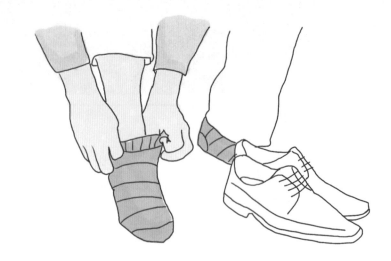

注意脚部保暖

脚部分布着人体的 6 条重要经脉，并且脚远离心脏，容易出现血液循环不畅。所以，有"寒从脚起，热从头散"的说法。研究证实，双脚受凉是引发感冒、支气管炎、消化不良、失眠等病症的元凶。因此，白露应注意脚的保暖，鞋袜宜宽松、舒适、吸汗。

早晚添加衣被

"白露秋分夜，一夜冷一夜"。虽然"春捂秋冻"是一条经典的养生保健要诀，但是秋冻并非人人皆宜。如糖尿病患者局部供血较差，如果血管一下子受到冷空气刺激，很容易发生血管痉挛，使血流量进一步减少，易引起组织坏死和糖尿病足，再加上糖尿病和心脑血管疾病常常伴发，冷空气刺激更易诱发心脑血管疾病，甚至导致心肌梗死等后果。因此，糖尿病患者最好不要秋冻。除此之外，像体质较弱的老人和儿童、心脑血管疾病患者、慢性支气管炎患者、哮喘病患者和关节炎患者都不适合"秋冻"。

白露是一个表征天气转凉的节气，虽然白天的气温仍可达三十多度，但夜晚仍会较凉，日夜温差较大，若下雨则气温下降更为明显，因此，要注意早晚添加衣被，不能袒胸露背，睡卧不可贪凉，所谓"白露勿露身，早晚要叮咛"正是说明这个道理。注意随温度变化选择衣物。

强身健体多活动

增加户外活动，增强体质；保持工作环境的良好通风至关重要；要适当多饮水，多吃水果，增强机体代谢；体健者经常使用冷水洗脸洗鼻，也有助于感冒的预防。

指压迎香穴

肺与大肠相表里，肺开窍于鼻，迎香穴为手阳明大肠经之腧穴，位于鼻旁，根据本穴位置及与其他经的关系，有宣利鼻窍之功。可治疗鼻咽干燥、鼻塞、流涕、喷嚏等症状。本穴在鼻翼外缘中点旁、鼻唇沟中。

操作方法：
屈拇指，用拇指的指间关节按压穴位，以有酸胀感为宜，鼻酸流泪，效果更佳。每日2~3次。

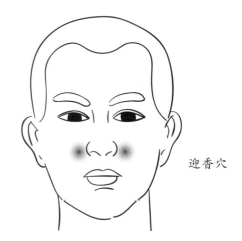

迎香穴

按摩列缺穴

列缺为肺经络穴。肺主皮毛，外邪侵袭，首先犯肺。按摩列缺穴可治疗干咳少痰、头痛、恶寒、发热等症，有宣肺止咳平喘、利肺化痰之功。列缺穴位于桡骨茎突上方，腕横纹上1.5寸，可两手虎口相交，一手食指压在另一手的桡骨茎突上，食指尖端到达的凹陷处即为列缺。

操作方法：
一手拇指按于另一手的列缺穴，轻轻摩擦，以发热为度。每日2~3次。

列缺穴

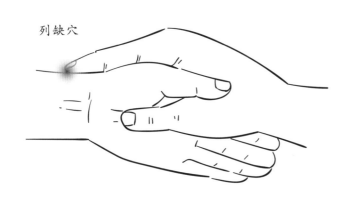

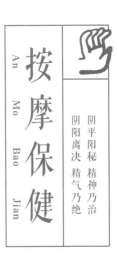

按摩保健

An Mo Bao Jian

阴平阳秘 精神乃治
阴阳离决 精气乃绝

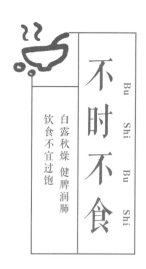

不时不食
Bu Shi Bu Shi

白露秋燥 健脾润肺
饮食不宜过饱

补肺益气　化痰止咳

　　白露是整个一年中昼夜温差最大的一个节气。白露以后，气温开始下降，天气转凉，地面的水汽结露就开始增多了。过了白露，人们容易出现口干、唇干、咽干、皮肤干燥等症状，这就是典型的"秋燥"，故白露时节的饮食应当以健脾润燥为主，宜吃性平味甘或甘温之物，宜吃营养丰富、容易消化的平补食品。进食不宜过饱，以免增加我们肠胃的负担，导致胃肠疾病。

推荐食谱

银杏鸡丁

[材料] 银杏（白果）100g，无骨嫩鸡肉 250g，蛋清 2 个，高汤、白砂糖、绍酒、淀粉、味精、香油、食盐、油、葱各适量。

[做法] 白果去壳，在油锅内煸炒至六成熟，捞出剥去薄衣待用。鸡肉切成 1 厘米见方的小丁，放在碗内加入蛋清、食盐、淀粉搅拌均匀。炒锅烧热放油（量要多些），待油烧至六成熟时，将鸡丁下锅用勺划散，放入白果继续翻炒，至熟后连油一同倒入漏勺内沥去油。再在锅内倒入少量油，将葱段煸炒，随即烹入绍酒、高汤、食盐、味精，把加工过的白果鸡丁倒入锅内翻炒，用湿淀粉勾薄芡，出锅前淋入香油，搅拌均匀起锅装盘即成。

[功效] 补气养血，平喘止带。

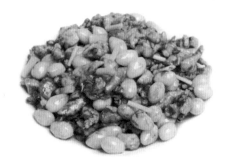

莲子百合煲

[材料] 莲子、百合各 30g，精瘦肉 200g。

[做法] 莲子、百合清水浸泡 30 分钟，精瘦肉洗静，置于凉水锅中烧开（用水焯一下）捞出。锅内重新放入清水，将莲子、百合、精瘦肉一同入锅，加水煲熟（可适当放些精盐、味精调味）。

[功效] 清润肺燥，止咳祛痰。适用于慢性支气管炎患者。

柚子鸡

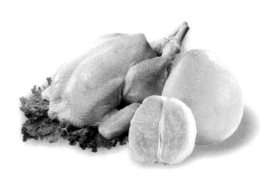

[材料] 柚子 (越冬最佳) 一个，公鸡一只，
精盐适量。

[做法] 公鸡去毛、内脏洗静，柚子去皮留
肉。将柚子放入鸡腹内，再放入气锅中，
上锅蒸熟，出锅时加入精盐调味即可。

[功效] 补肺益气，化痰止咳。

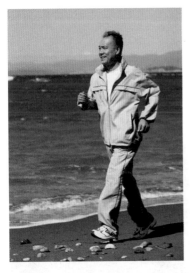

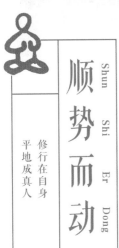

顺势而动

Shun Shi Er Dong

修行在自身
平地成真人

收敛内养　动静相宜

慢跑 仲秋之时，运动养生要顺应人体内
阴阳精气的收敛内养状态，避免太过激烈的运
动，以防汗液流失，伤耗阳气。白露时节，天
气渐渐变凉，人的各项生理功能相对减弱，这
时应适当增加运动量，以增强心肺功能，增强
身体的抗寒能力。因此，"动静相宜"就成为
这个时节运动养生的特点，而符合这个特点的
最佳运动就是慢跑。

吐纳健身法 《道藏·玉轴经》中对秋季
吐纳健身法有所描述，具体方法如下：清晨洗
漱后，于室内闭目静坐，先叩齿 36 次，再用
舌在口中搅动，待口里液满，漱练几遍，分三
次咽下，并意送至丹田。稍停片刻，缓缓做腹
式深呼吸。吸气时，舌舔上腭，用鼻吸气，用
意送至丹田。再将气慢慢从口中呼出，呼气时
要默念"嘻"字，但不要出声。如此反复 30 次。
秋季坚持此功，有保肺健身之功效。

白露节气多发病

　　白露即为典型的秋季气候，容易出现口干、唇干、鼻干、咽干及大便干结、皮肤干裂等症状。早晚温差大就应该及时添加衣被，否则，极容易患上感冒，而支气管炎、哮喘、消化性溃疡等慢性病患者，也容易诱发或加重病情。秋天是心血管疾病的多发季节，由于天气变凉，受寒冷刺激皮肤和皮下组织血管收缩，周围血管阻力增大，导致血压升高，进而诱发心脑血管事件的发生。寒冷还会引起冠状动脉痉挛，直接影响心脏血液供应，诱发心绞痛或心肌梗死。

　　肺与秋相通应，肺金之气最充沛，制约和收敛功能最旺盛。肺脏充润，以拒燥邪之侵扰。同时，秋季天气寒热多变，寒凉、秋燥之气极易伤肺。肺属金，肾属水，金能生水，母子相生。若肺金受损，则母病及子，导致肾水不足，继而水不涵木，肝阳上亢失于承制；肾虚亦可导致肺气亏虚，肝木无制，发为头晕目眩。秋季肺气内应，因此，高血压患者秋季养生之道在于养肺。中药可酌情选用养阴润燥之品代茶饮用，如沙参、麦冬、玉竹、石斛等。

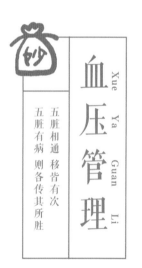

血压管理
Xue Ya Guan Li
五脏相通 移皆有次
五脏有病 则各传其所胜

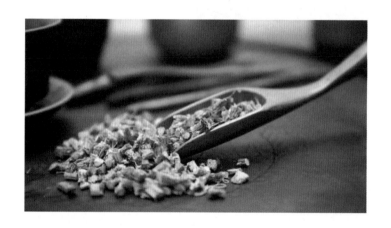

血压变化特点　白露时节昼夜温差大，血压昼夜波动较大。

用药注意事项　切记坚持用药，且密切监测血压的波动情况。

药物调整　必要时监测动态血压，或者于家庭自测血压，根据血压波动情况调整降压药的用药时间和种类。

记录您的养生心得：　　　　　　　　　2018 年 9 月　日

九月上 白露篇

2018.09

九月下 / 秋

秋分

"秋分"为昼夜平分之意。
太阳直射赤道,昼夜相等。
秋分之后,昼短夜长。

2018.09

一	二	三	四	五	六	日
					1	2
3	4	5	6	7	8	9
10	11	12	13	14	15	16
17	18	19	20	21	22	23
24	25	26	27	28	29	30

2018.10

一	二	三	四	五	六	日
1	2	3	4	5	6	7
8	9	10	11	12	13	14
15	16	17	18	19	20	21
22	23	24	25	26	27	28
29	30	31				

周一	周二	周三	周四	周五	周六	周日
10 教师节	11 初二	12 初三	13 初四	14 初五	15 初六	16 八月 初七
17 初八	18 初九	19 初十	20 十一	21 十二	22 十三	23 秋分
24 中秋节	25 十六	26 十七	27 十八	28 十九	29 二十	30 廿一

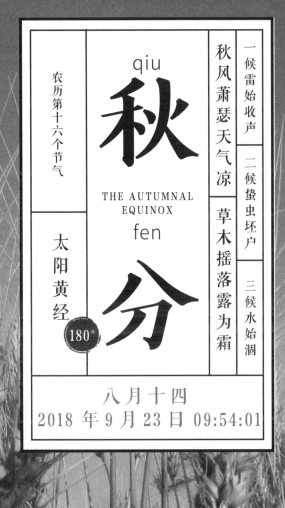

农历第十六个节气

太阳黄经 180°

qiu
秋

THE AUTUMNAL
EQUINOX

fen
分

秋风萧瑟天气凉 草木摇落露为霜

一候雷始收声

二候蛰虫坯户

三候水始涸

八月十四

2018 年 9 月 23 日 09:54:01

秋分养生

　　秋分后空气干燥，天气转凉，机体抵抗力随之发生下降，同时由于过敏原甚至雾霾等的增加，极易诱发一些过敏体质的人发生哮喘等疾病。并且秋天气候变化异常，季节转换较快，早、中、晚及室内外温差较大，呼吸道黏膜抵抗力减弱，给病原微生物提供了可乘之机，是感冒等上呼吸道感染病的高发季节。

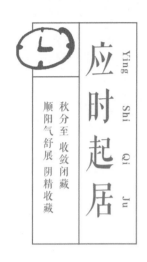

应时起居

秋分至 收敛闭藏
顺阳气舒展 阴精收藏

二○一八 降压手账

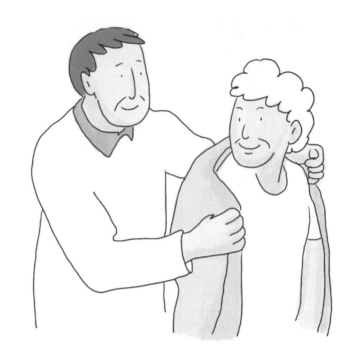

阴平阳秘　收敛闭藏

秋分节气已经真正进入到秋季，作为昼夜时间相等的节气，人们在养生中也应本着阴阳平衡的规律，使机体保持"阴平阳秘"的原则，按照《素问·至真要大论》所说："谨察阴阳所在而调之，以平为期"。所以秋分前后除了要防止秋燥伤身外，尚应防止耗气太过，以期阴阳平衡有条。

秋季，自然界的阳气由疏泄趋向收敛、闭藏，起居作息要相应调整，《素问·四气调神大论》曰："秋三月，早卧早起，与鸡俱兴。"早卧以顺应阴精的收藏，以养"收"气；早起以顺应阳气的舒长，使肺气得以舒展。人体的生理活动要适应自然界阴阳的变化，因此，秋季要特别重视保养内守之阴气，凡起居、饮食、精神、运动等方面调摄皆不能离开"养收"这一原则。

到了秋分，我们一定要随着气温的降低及时添加衣物，尤其老人和小孩，更要注意保暖，天冷的时候，可以把外套、帽子、手套、围巾等穿戴好，防寒保暖。除非是天气热或是到了温暖的地方，否则不要轻易因为心理烦闷、紧张、潮热或是运动后身体发热就立即脱去御寒的衣物。

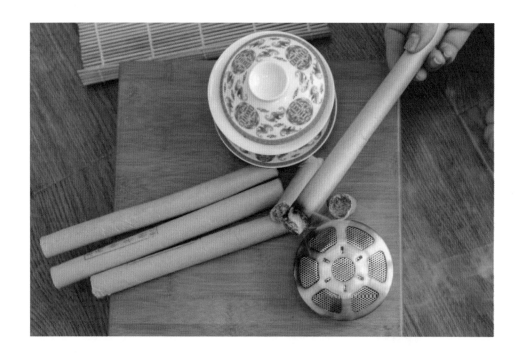

艾灸足三里穴

足三里穴位于外膝眼下四横指、胫骨边缘位置，即小腿外侧、外膝眼下 3 寸。足三里是"足阳明胃经"的主要穴位之一，有生发胃气、燥化脾湿的功效，可祛除下肢的寒气，对调理肠胃功能有很好的效果，中医讲常灸足三里，不光可以调理人体的肠胃，还可以达到延年益寿的效果。秋分艾灸足三里可以滋养脾胃，起到强壮身体的作用。

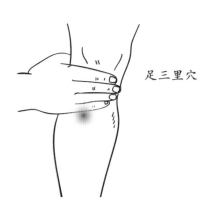

足三里穴

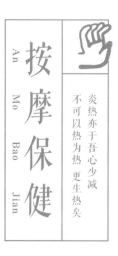

按摩保健

An
Mo
Bao
Jian

炎热亦于吾心少减
不可以热为热 更生热矣

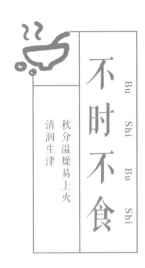

不时不食

Bu Shi Bu Shi

清润生津
秋分温燥易上火

健脾养胃　清热化痰

　　秋分的"燥"不同于白露的"燥"。秋分的"燥"是凉燥，而白露的"燥"是"温燥"，因此，在饮食方面要注意多吃一些清润、温润为主的食物，如芝麻、核桃、糯米等。秋天上市的果蔬品种花色多样，其中藕、荸荠、甘蔗、秋梨、柑橘、山楂、苹果、葡萄、百合、银耳、柿子、芝麻、蜂蜜等，都是此时调养佐餐的圣品。

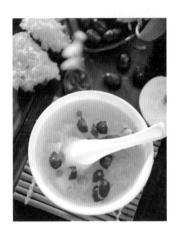

二〇一八　降压手账

冰糖银耳炖雪梨

[材料] 雪梨1个，银耳2朵，冰糖6块。

[做法] 银耳用冷水泡软，洗干净，去硬蒂，撕小块；把银耳、冰糖加水放入锅中，大火煮开后转小火炖50分钟，银耳软化浓稠即可；雪梨去皮切成小块，加入锅中，继续小火煮30分钟即可。

[功效] 生津润燥、清热化痰。

蜂蜜柚子茶

[材料] 柚子1个、冰糖100g、蜂蜜适量。

[做法] 准备好食材；柚子皮用盐搓洗干净；用刀把柚子皮削出来。（尽可能将皮削得越薄越好，柚子瓤留在上面煮制后会苦）；把柚子皮切成细丝。柚子肉剥成小块；切好丝的柚子皮用盐水浸泡15分钟；锅内加入清水，捞出泡过的柚子皮煮半小时；再倒入剥好的柚子肉；再加入冰糖；熬煮至柚子肉出胶质，水份全无即可出锅；放凉后拌入适量的蜂蜜然后装入密封性盒内保存，保存时间越长味道越好。要喝的时候就倒一些杯中加开水冲泡即可。

[功效] 滋阴润肺，润肠通便。

杏仁雪梨山药糊

[材料] 杏仁10克，雪梨1个，山药、淮山米粉、白糖适量。

[做法] 杏仁用开水浸泡，去衣，洗净；雪梨去皮，洗净，取肉切粒。然后把杏仁、雪梨粒放搅拌机内，搅拌成泥状。用清水适量，把杏仁泥、梨泥、山药、淮山米粉、白糖调成糊状，倒入沸水锅内（沸水约100毫升），不断搅拌，煮熟即可，适量食用。

[功效] 杏仁具有祛痰止咳、平喘、润肠、下气开痹的功效，而山药有健脾益气、补肺肾之功效，共凑同补肺脾肾三脏之功。

秋分运动 宜轻松平缓 防阳气耗损

在秋天有"贴秋膘"的习俗，人体到了秋天体重容易有所增加，这对于本来就肥胖的人来说更是一种威胁。秋天是锻炼的大好时机，但此时因人体阴精阳气正处在收敛内养阶段，因此运动也要顺应这一原则，即运动量不宜过大，以防出汗过多，阳气耗损，运动宜选择轻松平缓、活动量不大的项目。

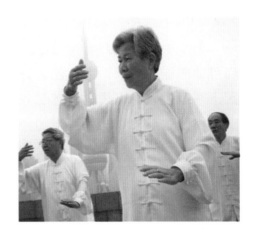

气功 气功的调心、调息和调神可起到辅助减压的效果，有助于调节血压，缓降心率及呼吸频率，微调神经系统。一般以静功为主，辅以动功。动作宜采用大幅度的有松有紧、有张有弛的上下肢及躯干的交替和联合运动，切忌持续紧张的长时间等长收缩运动。气功练习每天至少1次，每次30至45分钟（建议患者在专业气功老师的指导下进行锻炼）。

太极拳 太极拳动作柔和，肌肉放松且多为大幅度活动，思绪平和，动静相宜，对高血压病患者较为合适。体质不同，练习程度也可以有差异，体质较好者可打全套24式简化太极拳，体力较差者可打半套，或选练某些招式，每节重复10次左右。

登高望远 金秋季节，天高气爽，黄菊送艳，丹桂飘香，迎着秋阳，走向高处，通过步步登高，盘旋而上，移步换景。观山云景色，探山之奥秘，悟山之灵气，触景生情，情景交融，舒张志气，开拓胸襟，使人心旷神怡，对于缓解紧张工作中的压力有很大帮助，间接有助于降低血压。

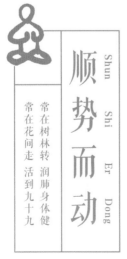

顺势而动 Shun Shi Er Dong

常在树林转 润肺身体健

常在花间走 活到九十九

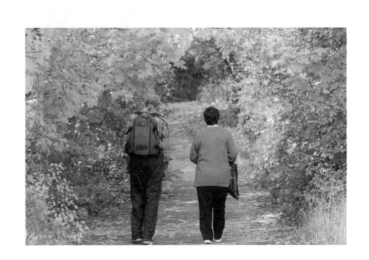

九月下 秋分篇

171 秋

秋分节气多发病

秋分后，首先有哮喘病史的人通常对大气的温度、湿度等变化极为敏感，而且适应能力弱于他人，加之天气转凉，空气中的细菌病毒不易扩散，极易因上呼吸道感染而诱发支气管哮喘；其次，秋季又是叶落飘零时节，食物和空气中的致过敏物质大量增加，也会增加哮喘发生概率，还是感冒等上呼吸道感染病的高发季节。特别是当工作环境通风不好时，感冒更容易在人与人之间迅速传播。

除了过敏性疾病外，秋分后不少人因为直接食用从冰箱里取出的饮料和食物，频频引发胃肠炎等急性病。秋季腹泻大多数是病毒、细菌感染所致，与一般饮食不洁引起的肠炎不同。经过炎夏的消耗，入秋后人体的消化功能逐渐下降，肠道抗病能力也减弱，稍有不慎，就可能发生腹泻。

秋分后，最应该提醒高血压等心脑血管病人的是预防心脑血管事件的发生，气温降低常会导致血管收缩，导致血压升高、心跳频率加快、心脏负荷加大，从而增加心绞痛和心肌梗死等心血管意外的发生概率。

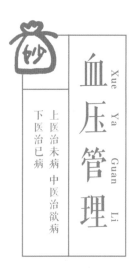

血压管理
Xue Ya Guan Li
上医治未病 中医治欲病
下医治已病

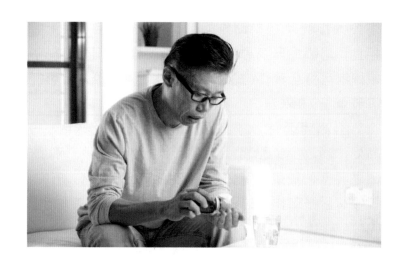

血压变化特点 秋分后天气渐渐转凉，部分病人的血压会较夏季有所升高。

用药注意事项 要增加血压监测频率，针对血压的波动特点选择合理的用药时间。

药物调整 高血压用药，仍推荐长效稳定的降压药物，如果在原有的降压方案下血压仍高于正常，建议及时到医院就诊，调整降压方案，必要时增加药物剂量或种类。

记录您的养生心得：　　　　　　　　　　　　2018 年 9 月　日

九
月
下
秋
分
篇

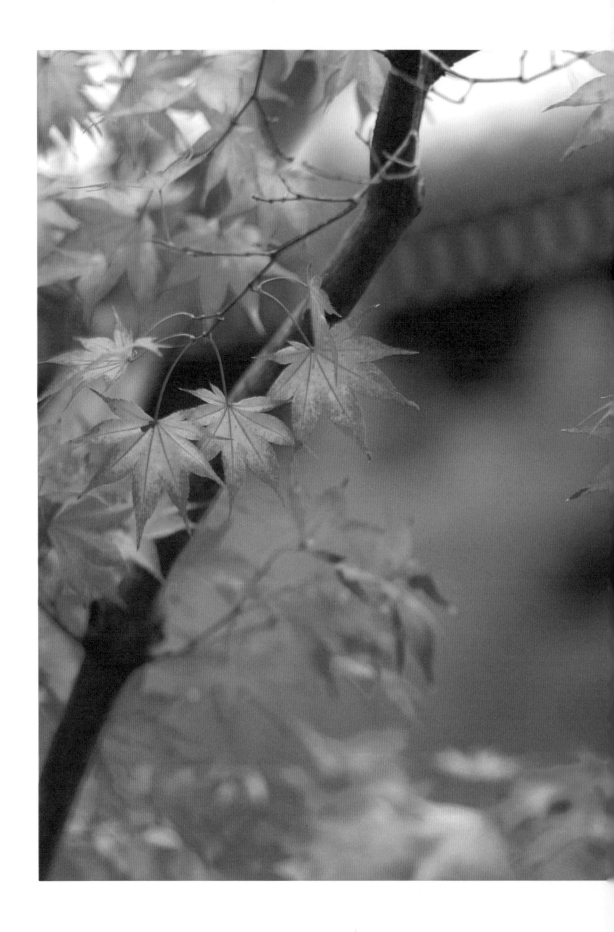

第四季度

寒露 霜降
立冬 小雪
大雪 冬至

建议每三个月至医院化验检查项目
记得把每次的检查结果记录下来哦

检查日期	检查项目		测量值
	肝功能	谷丙转氨酶 (U/L)	
		谷草转氨酶 (U/L)	
	肾功能	尿素氮 (mmol/L)	
		肌酐 (μmol/L)	
		尿酸 (μmol/L)	
	电解质	血钾 (mmol/L)	
	血常规	白细胞 ($\times 10^9$/L)	
		红细胞 ($\times 10^{12}$/L)	
		血小板 ($\times 10^9$/L)	
	血糖	空腹血糖 (mmol/L)	
		餐后 2 小时血糖 (mmol/L)	
		糖化血红蛋白	
	血脂	总胆固醇 (mmol/L)	
		甘油三酯 (mmol/L)	
		高密度脂蛋白 (mmol/L)	
		低密度脂蛋白 (mmol/L)	

检查日期	检查项目	测量值
	尿	尿微量白蛋白 (mg/L)
		尿常规
	心电图	
	心脏超声	心脏超声检查结果提示
		左房内径 (19~40mm)
		室间隔厚度 (6~11mm)
		左室后壁厚度 (6~11mm)
		左室舒张末期内径 (35~56mm)
		左室收缩末期内径 (23~35mm)
		射血分数 (EF)
		E 峰与 A 峰比值 (E/A)

建议您记录下每日的血压、心率

项目 日期	时间	血压 mmHg	心率 次/分	时间	血压 mmHg	心率 次/分	时间	血压 mmHg	心率 次/分
01									
02									
03									
04									
05									
06									
07									
08									
09									
10									
11									
12									
13									
14									
15									

项目 / 日期	时间	血压 mmHg	心率 次/分	时间	血压 mmHg	心率 次/分	时间	血压 mmHg	心率 次/分
16									
17									
18									
19									
20									
21									
22									
23									
24									
25									
26									
27									
28									
29									
30									
31									

建议您记录下每日的血压、心率

项目 日期	时间	血压 mmHg	心率 次/分	时间	血压 mmHg	心率 次/分	时间	血压 mmHg	心率 次/分
01									
02									
03									
04									
05									
06									
07									
08									
09									
10									
11									
12									
13									
14									
15									

项目 日期	时间	血压 mmHg	心率 次/分	时间	血压 mmHg	心率 次/分	时间	血压 mmHg	心率 次/分
16									
17									
18									
19									
20									
21									
22									
23									
24									
25									
26									
27									
28									
29									
30									

建议您记录下每日的血压、心率

项目 / 日期	时间	血压 mmHg	心率 次/分	时间	血压 mmHg	心率 次/分	时间	血压 mmHg	心率 次/分
01									
02									
03									
04									
05									
06									
07									
08									
09									
10									
11									
12									
13									
14									
15									

项目 日期	时间	血压 mmHg	心率 次/分	时间	血压 mmHg	心率 次/分	时间	血压 mmHg	心率 次/分
16									
17									
18									
19									
20									
21									
22									
23									
24									
25									
26									
27									
28									
29									
30									
31									

2018.10

十月上 / 秋

寒露

空气结露，渐有寒意。
由热转寒，寒气增长。
秋意已浓，偶见早霜。

2018.10

一	二	三	四	五	六	日
1	2	3	4	5	6	7
8	9	10	11	12	13	14
15	16	17	18	19	20	21
22	23	24	25	26	27	28
29	30	31				

2018.11

一	二	三	四	五	六	日
			1	2	3	4
5	6	7	8	9	10	11
12	13	14	15	16	17	18
19	20	21	22	23	24	25
26	27	28	29	30		

周一	周二	周三	周四	周五	周六	周日
01	**02**	**03**	**04**	**05**	06	07
国庆节	八月廿三	廿四	廿五	廿六	廿七	廿八
08	**09**	**10**	**11**	**12**	13	14
寒露	九月	初二	初三	初四	初五	初六
15	16	17	18	19	20	21
初七	初八	重阳节	初十	十一	十二	十三

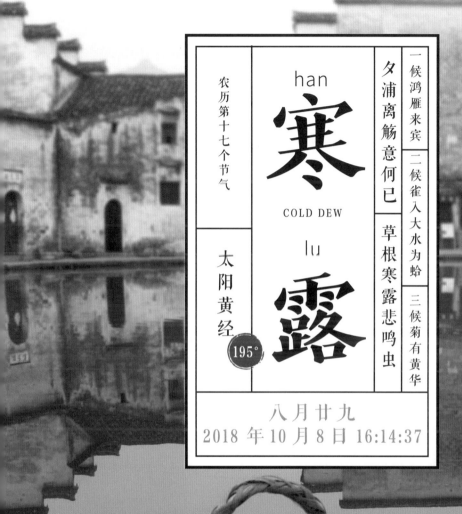

农历第十七个节气

han
寒

COLD DEW

lu
露

太阳黄经 195°

夕浦离筋意何已

草根寒露悲鸣虫

一候鸿雁来宾

二候雀入大水为蛤

三候菊有黄华

八月廿九
2018 年 10 月 8 日 16:14:37

寒露养生

　　由于寒露的到来，气候由热转寒，万物随寒气增长，逐渐萧落，这是热与冷交替的季节。此时我国有些地区会出现霜冻，北方已呈深秋景象，白云红叶，偶见早霜，南方也秋意渐浓，蝉噤荷残。寒露时节温差较大，血压易发生波动。高血压患者要遵照医嘱定时、定量服药，并按时测量血压。

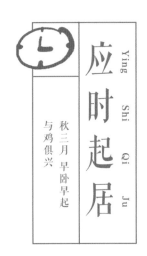

应时起居

Ying Shi Qi Ju

秋三月 早卧早起 与鸡俱兴

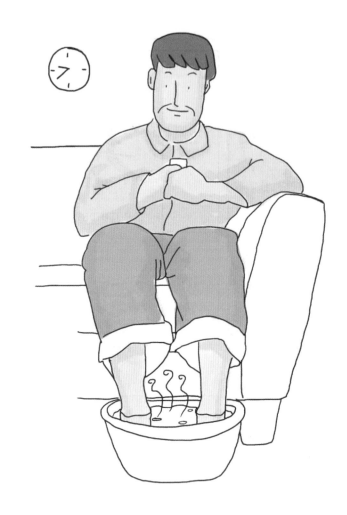

早卧早起　防寒保暖　注意通风

　　《素问·四气调神大论》明确指出："秋三月，早卧早起，与鸡俱兴。"早卧以顺应阴精的收藏；早起以顺应阳气的舒达，避免血栓的形成。

　　俗话说："寒露脚不露。"每晚可热水泡脚，以促使足部的血管扩张、血流加快，改善足部皮肤和组织营养，减少下肢酸痛发生，缓解疲劳。

按揉三阴交穴

秋季多燥，三阴交是肝、脾、肾三经的交会穴，补三经之阴，也就是补肝经、脾经及肾经之阴。可充分地滋阴润燥，其穴位在小腿内侧，脚踝骨的最高点往上三寸处（自己的手横着放，约四根手指横着的宽度），可以用拇指指腹着力，带动皮下组织进行按揉，左右交替，每次每侧 2~3 分钟为宜。

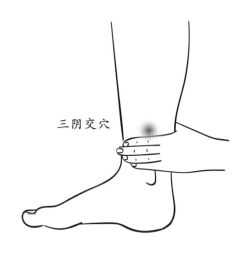

三阴交穴

保健操

秋季易伤脾胃，生活中常出现胃气不降的呕吐，或者是脾气不升的腹泻。而练习单举可调和脾胃的升降功能，促进脾之运化和胃之受纳及熟腐，并增补丹田之气。

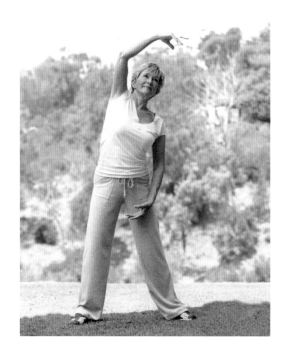

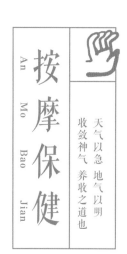

按摩保健

An Mo Bao Jian

天气以急 地气以明
收敛神气 养收之道也

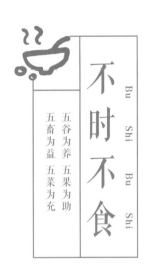

不时不食

Bu Shi Bu Shi

五谷为养 五果为助
五畜为益 五菜为充

秋燥当令　养阴防燥　润肺益胃

"金秋之时，燥气当令"，燥邪最易伤肺伤胃。此时排汗增多，常出现皮肤干燥，口干唇裂，咽痒干咳，或大便秘结等。应"养阴防燥、润肺益胃"，饮食上少食辛辣刺激、熏烤等类，宜多吃芝麻、银耳、萝卜、番茄、莲藕、牛奶、百合、沙参等有滋阴润燥、益胃生津作用的食品。同时室内要保持一定的湿度，注意补充水分，多吃雪梨、香蕉、哈密瓜、苹果、水柿、提子等水果。此外还应重视涂擦护肤霜等以保护皮肤，防止干裂。

寒露之后，冷热交替，皮肤易干燥，而"朝盐水，晚蜜汤"最宜滋养。

食谱推荐

梨子粥

[材料] 梨子2只，粳米100g。

[做法] 梨洗净后连皮带核切碎，加粳米，和水煮粥。

[功效] 因梨具有良好的润燥作用，用于煮粥，可作为秋令常食的保健食品。

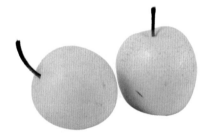

山药红枣粥

【材料】山药100g、红枣10g、糯米100g、白糖或冰糖适量。

【做法】山药洗净削皮切块，将糯米、红枣洗净后与山药一起放入锅中，加水共煮，先武火煮开再转文火慢煮，至粥成时加入适量白糖或冰糖即可。

【功效】山药红枣糯米粥可健脾补气、养胃和中，常服可健脾养胃。

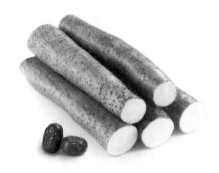

红豆粥

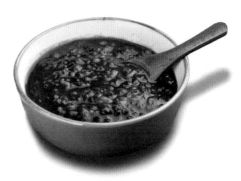

【材料】大米 50g，红小豆 15g，红糖适量，糖桂花少许。

【做法】将红小豆与大米分别淘洗干净。红小豆放入锅内，加入适量清水，烧开并煮至烂熟，再加入大米一起煮。用大火烧沸后，转用小火，煮至黏稠为止。在粥内加入适量红糖，烧开盛入碗内，撒上少许糖桂花即可。

【功效】和胃滋阴，养血补血。此粥色泽红润，香甜爽口，诱人食欲，极受幼儿欢迎。红小豆，含丰富的蛋白质、赖氨酸。赖氨酸是人体八种必需氨基酸之一，对幼儿大脑发育有重要作用。

寒露过后，天气上升，地气沉降，根据"天人相应"的理论，此时应升清降浊。"升清"主要通过肺吸入的自然之气和脾胃吸收的水谷之气来濡养身体，这段时间比较适合外出郊游或登高赏景，以使机体清气上升；"降浊"主要是通过大小便、汗液、废气代谢或经络疏通等把湿气、毒素排出体外，要保持二便通畅。

天气转凉适当做些运动对调节血压有好处，但高血压患者一定不要做剧烈的运动，室外快跑、长时间极速登山这样的运动，容易使血压骤然升高，引发脑出血。可以选择散步、打太极拳等比较温和的方式，既能锻炼身体、调节血压，又没有危险。

散步时间一般为 30 分钟左右，每天一两次，速度可按自身状况而定。慢跑的运动量比散步大，最高心率每分钟可达 120~136 次，适用于高血压轻症患者。慢跑时间可由少逐渐增多，以 15~30 分钟为宜。

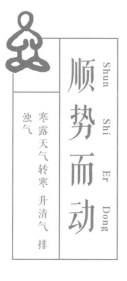

顺势而动
Shun Shi Er Dong

浊气　寒露天气转寒　升清气　排

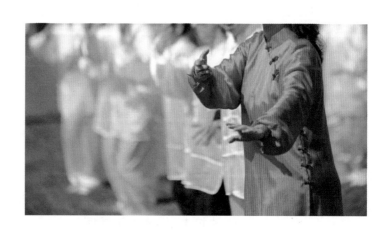

血压变化特点

寒露时节温差较大，血压易发生波动。除注意保暖、防止受寒外，高血压患者更要遵照医嘱定时、定量服药，并且按时测量血压。遇事不能急躁，要保持平和心态。

寒露时节收令大行，肾阴亏虚，则"水不涵木"易导致肝阳上亢、肝火上炎，可能会表现为"下虚上实"的症状，头痛头昏、心烦急躁但双足畏寒，小便清长。

《内经》指出："肾出于涌泉"，温暖涌泉穴即有引火归元之力。所以按摩涌泉穴，可以滋肾补肾，平肝潜阳，进而辅助降压。

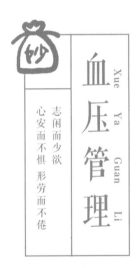

血压管理

Xue Ya Guan Li

志闲而少欲 心安而不惧 形劳而不倦

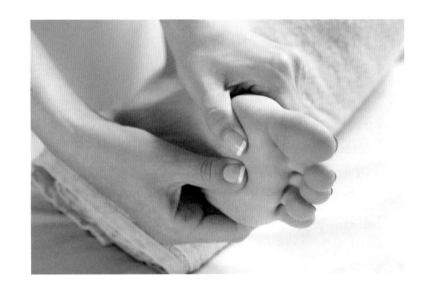

鼻出血的家庭急救

秋天天气干燥，容易出现鼻腔出血，需要及时应对。头部保持正常直立或稍向前倾，用手指压迫出血侧的鼻子前部，同时冰敷前额鼻根部及颈部后方。若仍无法控制，则立即就医。

记录您的养生心得：　　　　　　　　　2018 年 10 月　日

十月上　寒露篇

2018.10

十月下 / 秋

霜降

2018.10

一	二	三	四	五	六	日
1	2	3	4	5	6	7
8	9	10	11	12	13	14
15	16	17	18	19	20	21
22	23	24	25	26	27	28
29	30	31				

2018.11

一	二	三	四	五	六	日
			1	2	3	4
5	6	7	8	9	10	11
12	13	14	15	16	17	18
19	20	21	22	23	24	25
26	27	28	29	30		

秋季到冬季的过渡节气。
天气变冷，露结成霜。
树木凋零，动物进入冬眠。

周一	周二	周三	周四	周五	周六	周日
15	16	17	18	19	20	21
初七	九月 初八	重阳节	初十	十一	十二	十三
22	23	24	25	26	27	28
十四	霜降	十六	十七	十八	十九	二十
29	30	31	01	02	03	04
廿一	廿二	廿三	廿四	廿五	廿六	廿七

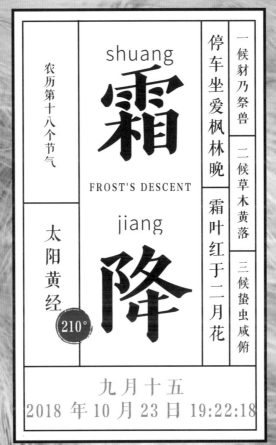

农历第十八个节气

shuang

霜

FROST'S DESCENT

jiang

降

太阳黄经 210°

停车坐爱枫林晚

霜叶红于二月花

一候豺乃祭兽

二候草木黄落

三候蛰虫咸俯

九月十五
2018 年 10 月 23 日 19:22:18

霜降养生

　　霜降时节，昼夜温差可达10℃，气温突然骤降，冷空气的刺激会使人体的毛细血管收缩，汗出减少，血压易骤升，进而诱发各种心、脑、肾疾病。若血压不达标，甚至出现头晕不适感，则需要及时就医，以合理地调整用药。

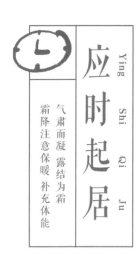

应时起居

Yīng Shí Qǐ Jū

气肃而凝 露结为霜

霜降注意保暖 补充体能

早睡早起 保暖通风

霜降时节，适合早睡早起，以养身心，早晨出门前务必要补充能量，不可空腹，高血压患者早晨起床不可太猛，以免高血压引起头晕、头痛，发生跌倒，最宜醒后5分钟左右再缓慢起床。尽管寒气逼人，室内空气流通很是必要，因此要时常开窗通风。此时还要防秋悲，喜剧片可谓是好的推荐。

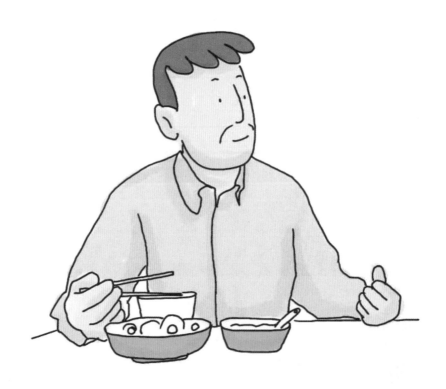

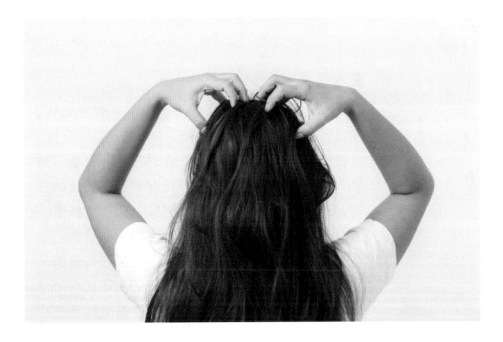

十指叩头法

晨起或临卧前用双手掌心按于两眉上额，左右推动 10 次。然后十指分开为梳状，沿前发际至头顶再到脑后做梳头动作 20 次。十指弯曲轻叩头部，前额至脑后 20 次。还可行干洗脸动作 15 秒。坚持做可有效促进局部血液循环，减少头晕头痛等不适感。

按摩鼻翼法

用两手拇指外侧相互摩擦，以温热感为度，再用拇指外侧沿鼻梁、鼻翼两侧上下按摩 30 次。晨起及临卧前各做一次，可增加鼻部血液循环，提高耐寒能力，防止鼻干、鼻出血等不良反应。

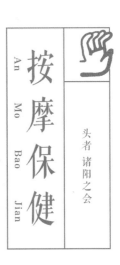

按摩保健

An Mo Bao Jian

头者 诸阳之会

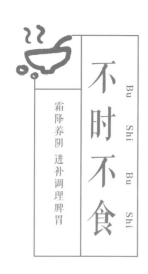

不时不食

Bu Shi Bu Shi

霜降养阴 进补调理脾胃

生津润燥 清热化痰

俗语称"补冬不如补霜降","一年补到头，不抵补霜降"，"霜降进补，来年打虎"。因此，尤要重视霜降期间的食补。此时宜平补，要注意健脾养胃、调补肝肾，可多吃健脾养阴润燥的食物，玉蜀黍、萝卜、栗子、秋梨、百合、蜂蜜、淮山、奶白菜、牛肉、鸡肉、泥鳅等都不错。

霜降最应该吃的食物是柿子。柿子有健脾、涩肠、止血的功效。霜降时节柿子成熟，这时候适当食用柿子，可濡养脾胃，更有益于秋冬进补（柿子最好在饭后吃，空腹吃柿子，易患柿石症）。

推荐食谱

芹菜烧豆腐

[材料] 芹菜100g，豆腐250g。

[做法] 芹菜洗净下沸水中焯后捞出切段，豆腐切方，炒锅加少许植物油，中火烧至六成热，加葱花、生姜末煸炒出香，放入豆腐块，边煎边散开，加清汤适量，煨煮5分钟后，加芹菜，改小火煨煮15分钟，加精盐、味精、五香粉拌匀，用湿淀粉勾薄芡，淋入麻油即成。

[功效] 有助于降压。

百合炖鲤鱼

[材料] 百合（25g），鲤鱼（500g）。

[做法] 百合洗净，入碗中，加少量蜂蜜和清水拌匀，上屉蒸熟备用；鲤鱼洗净，鱼身划刀纹，用热油煎两面成金黄色，烹料酒，添汤，加盐、味精、酱油，再将百合汤一起倒入锅内，旺火烧开，小火炖至鱼熟即可。

[功效] 生津润燥、清热化痰。

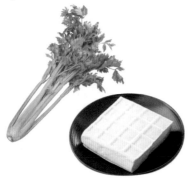

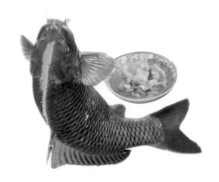

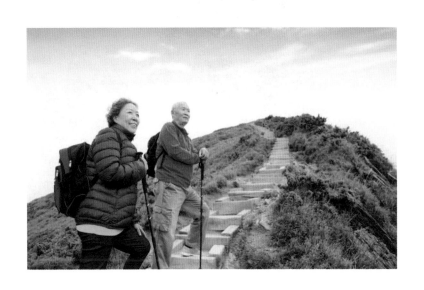

霜降天寒　走跑结合　轻松平缓

　　霜降时节推荐选择轻松平缓、活动量不大的运动，如慢跑、散步、爬山、太极拳等。可采用走跑结合法：运动前先做 5 ～ 10 分钟的伸展运动和柔软体操热身，然后步行与慢跑不断交替进行，时间因人而异，交替运动以微微出汗、不觉疲劳为度。运动后不要突然停下，继续慢步行 5 分钟。高血压患者避免早晨 7 点之前运动，最好在上午 10 点以后外出或在室内运动。运动前务必做好充分准备，不可过度劳累。

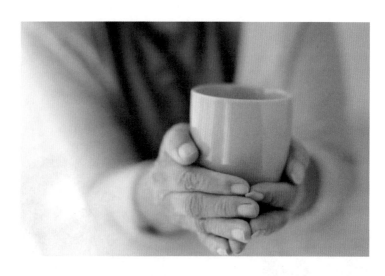

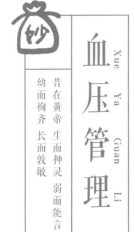

血压管理

Xue Ya Guan Li

昔在黄帝 生而神灵 弱而能言
幼而徇齐 长而敦敏

血压变化特点

霜降时节，气温突然骤降，昼夜温差可达10℃，冷空气的刺激会使人体的毛细血管收缩，汗出减少，血压易骤升，进而诱发各种心、脑、肾疾病。若血压波动较平时收缩压未超过10mmHg，无需特殊处理，定时、按时、按剂量服用降压药，血压仍然不理想、不达标，甚至出现头晕不适感，则需要及时就医，以合理地调整用药。

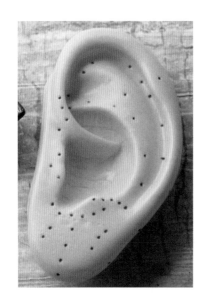

血压骤升的家庭急救

如出现血压骤升的情况，若身边无有效降压药物，可采取耳尖放血的急救方法。

首先，充分对需要放血的耳廓进行按摩；其次，单侧耳朵纵行对折取其高点即为耳尖穴。使用无菌采血针或身边可及尖锐物品迅速刺入1~2毫米深，随即出针，挤压针孔周围耳廓，使其自然出血，可借助酒精棉吸取血滴。

对侧耳尖放血采用同样手法，一般单侧耳朵放血5~10滴，每滴如黄豆大小。

记录您的养生心得：　　　　　　　　　　2018 年 10 月　日

十月下
霜降篇

2018.11

十一月上 / 冬

立冬

立冬过后，日照缩短，
太阳高度继续降低。
立冬为冬季之始。

一	二	三	四	五	六	日
			1	2	3	4
5	6	7	8	9	10	11
12	13	14	15	16	17	18
19	20	21	22	23	24	25
26	27	28	29	30		

2018.12

一	二	三	四	五	六	日
					1	2
3	4	5	6	7	8	9
10	11	12	13	14	15	16
17	18	19	20	21	22	23
24	25	26	27	28	29	30
31						

周一	周二	周三	周四	周五	周六	周日
29	30	31	01	02	03	04
廿一	廿二	廿三	九月 廿四	廿五	廿六	廿七
05	06	07	08	09	10	11
廿八	廿九	立冬	寒衣节	初二	初三	初四
12	13	14	15	16	17	18
初五	初六	初七	初八	初九	初十	十一

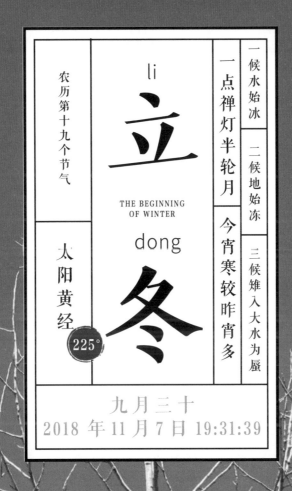

农历第十九个节气

太阳黄经 225°

li
立
THE BEGINNING
OF WINTER
dong
冬

一点禅灯半轮月 今宵寒较昨宵多

一候水始冰

二候地始冻

三候雉入大水为蜃

九月三十
2018 年 11 月 7 日 19:31:39

立冬养生

　　五脏与自然界四时阴阳相通应，肾主冬。冬季是一年中气候最寒冷的季节，一派霜雪严凝，冰凌凛冽之象。自然界的物类，则静谧闭藏以度冬时。人体中肾为水脏，有润下之性，藏精而为封藏之本。同气相求，故以肾应冬。

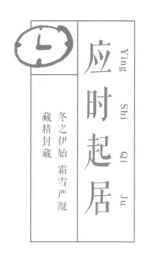

应时起居

Ying Shi Qi Ju

冬之伊始 霜雪严凝
藏精封藏

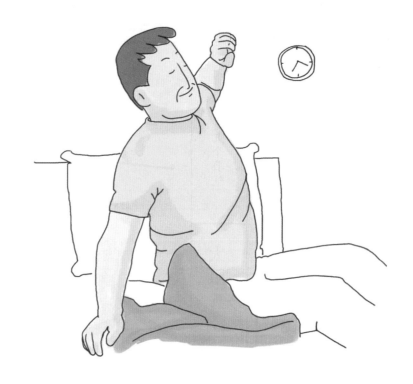

早睡晚起 防寒保暖

开窗通风：冬天家里一般都会门窗紧闭，导致室内空气不流通，应每天早晨、中午和晚上各开窗通风 20 分钟，保持室内空气新鲜。

早睡晚起：立冬之后生活起居调养应该以"养藏"阳气为重点，人们要适当地早睡，早上也不宜起得太早，以此保证有充足的睡眠时间。

预防疾病：冬季气候寒冷，容易诱使慢性疾病复发或加重，应注意防寒保暖，尤其是预防大风降温天气对机体的不良刺激，备好急救药品。

按摩肾俞穴

在第二腰椎棘突旁开 1.5 寸处，属足太阳膀胱经，肾之背俞穴。按摩肾俞穴，具有益气助阳、纳气利水之功效。坚持按摩、击打、照射肾俞穴，增加肾脏的血流量，改善肾功能。

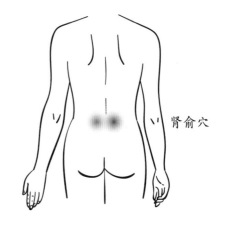

肾俞穴

按压照海穴

在足内侧，内踝尖下方凹陷处；是八脉交会穴，通阴跷脉。按压时，感到酸、麻、胀就可以。照海穴主治咽喉干燥，如因冬季感冒伴咽喉肿痛的患者，配合按压列缺穴、太溪穴和天突穴等可增强清咽利喉的效果。

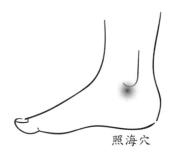

照海穴

按摩复溜穴

在小腿内侧，太溪直上 2 寸，跟腱的前方。是肾经母穴，补肾和治疗汗证的要穴。复，再也。溜，悄悄地散失也。复溜穴位名意指肾经的水湿之气在此再次吸热蒸发上行。本穴物质为照海穴传输来的寒湿水气，上行至本穴后因其再次吸收天部之热而蒸升，气血的散失如溜走一般，故名复溜。按摩复溜穴对女性下焦冷、痛经、手脚浮肿有效。 还可缓解治疗肾炎、腹胀、肠鸣、盗汗、尿路感染等。

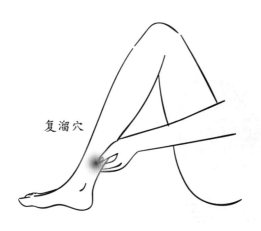

复溜穴

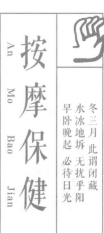

按摩保健

An Mo Bao Jian

冬三月 此谓闭藏
水冰地坼 无扰乎阳
早卧晚起 必待日光

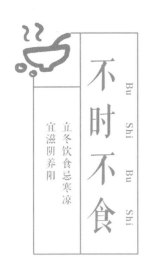

不时不食

温里壮阳　补肾益精

　　立冬后的起居调养切记"养藏"。饮食调养要遵循少食生冷，但也不宜燥热，应有的放矢地食用一些滋阴潜阳、热量较高的膳食为宜，同时也要多吃新鲜蔬菜以避免维生素的缺乏。

食谱推荐

苁蓉羊肉粥

[材料] 苁蓉，羊肉，大米。

[做法] 羊肉洗净切片，放锅中加水煮熟，加大米、苁蓉共同煮粥，以食盐、味精调味服食。

[功效] 温里壮阳。补肾益精。适用于腰膝冷痛、阳痿遗精、肾虚面色灰暗等。

红茶

[材料] 红茶、水。

[做法] 备瓷器、陶器，也可以用玻璃的茶具，冲泡红茶宜用90℃的水温，冲水后须马上加盖焖茶，以保持红茶品质的芬香。

[功效] 暖胃驱寒，化痰消食，开胃。

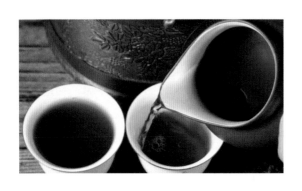

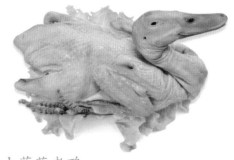

虫草蒸老鸭

[材料] 老鸭一只，冬虫夏草6g。

[做法] 老鸭去毛、内脏，冲洗干净，放入水锅中煮开至水中起沫捞出，将鸭腹剖开，放入冬虫夏草，用线扎好，放入大钵中，加黄酒、生姜、葱白、食盐、清水适量，再将大钵放入锅中，隔水蒸约2小时鸭熟即可（也可用气锅蒸）。

[功效] 补虚益精，滋阴助阳。本方以虫草为主，助肾阳，益精血；以老鸭为辅，滋阴补虚。方中一偏于补阳，一偏于补阴，两者合用，能补虚益精、滋阴助阳。

忍制己情　恕制人情

　　羽调式音乐特性，能起到良好的安神助眠的作用，亦可调和肾脏和膀胱功能，并抑制心火。柔婉的琴音传达出如水般的清凉，带来通体的舒畅自在。

　　音乐治疗每日 2~3 次，每次以 30 分钟左右为宜。最好戴耳机，以避免外界干扰。治疗中不能总重复听一首乐曲，以免久听生厌。治疗的音量应掌握适度，一般以 70 分贝以下为佳。

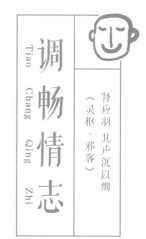

调畅情志

Tiao Chang Qing Zhi

肾应羽 其声沉以细
（灵枢·邪客）

音乐推荐

《乌夜啼》
《稚朝飞》

宁神定气　温补养阳

　　立冬节气到来，天气越来越凉，人体的新陈代谢在此时也相对减缓，因此中医上讲冬季养生讲究"冬藏"。宜保持心神的宁静，饮食注意温补养阳，保持正确适量的锻炼能够增强体质，提高身体抵抗力，也是不可缺少的。

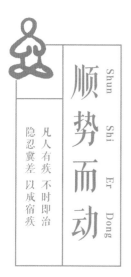

顺势而动

Shun Shi Er Dong

凡人有疾 不时即治
隐忍冀差 以成宿疾

　　慢跑 适合青年以及身体素质较好的中年甚至老年群体，时间在半小时至一小时为宜，每周 3 次为佳。

　　动感单车 动感单车不易使腰部疲劳，还能使得健身达到最大的效果，大家尽量一周骑动感单车 2~3 次，每次在半小时到 45 分钟左右。适合青中年血压稳定的高血压患者。

　　普拉提 它的动作缓慢和清楚，且每个姿势都必须和呼吸相协调，所以它适合任何年龄，特别是缺少运动、长时间需要接触电脑的上班族。单次运动时间在 40 分钟至一小时之内为宜。每周至少运动 2 次。

血压变化特点

冬季气候寒冷，血压波动明显大于夏季。寒冷刺激使皮肤血管收缩，血管顺应性降低，血压自动调节功能下降，故易引起血压波动，忽高忽低。

用药注意事项

冬季，高血压病人的血压普遍有所升高，要听从医生指导，坚持服用适合自己病情的降压药，将血压维持在 120/70 mmHg 左右的理想水平。

药物调整

发现血压明显增高时，需在医生的指导下增加降压药的用量。与增加单药剂量相比，联合用药的降压作用更强，预防心脑血管并发症的效果更好，而不良反应和副作用更少、更轻微。而与自由联合用药相比，单片复方制剂可以提高联合降压的治疗水平。

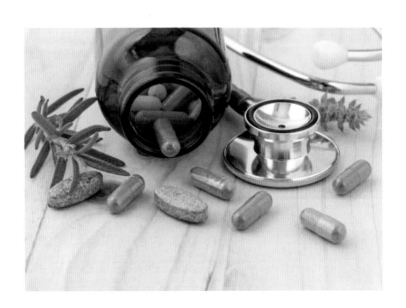

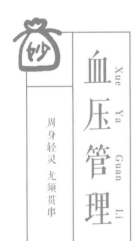

血压管理

Xue Ya Guan Li

周身轻灵 尤须贯串

记录您的养生心得：　　　　　　　　　　2018 年 11 月　日

2018.11

十一月下 / 冬

小雪

气温降低，开始下雪，
雪量较小，夜冻昼化。
天地不通，万物失去生机。

2018.11

一	二	三	四	五	六	日
			1	2	3	4
5	6	7	8	9	10	11
12	13	14	15	16	17	18
19	20	21	22	23	24	25
26	27	28	29	30		

2018.12

一	二	三	四	五	六	日
					1	2
3	4	5	6	7	8	9
10	11	12	13	14	15	16
17	18	19	20	21	22	23
24	25	26	27	28	29	30
31						

周一	周二	周三	周四	周五	周六	周日
12	13	14	15	16	17	18
初五	初六	初七	初八	十月 初九	初十	十一
19	20	21	22	23	24	25
十二	十三	十四	小雪	十六	十七	十八
26	27	28	29	30	01	02
十九	二十	廿一	廿二	廿三	廿四	廿五

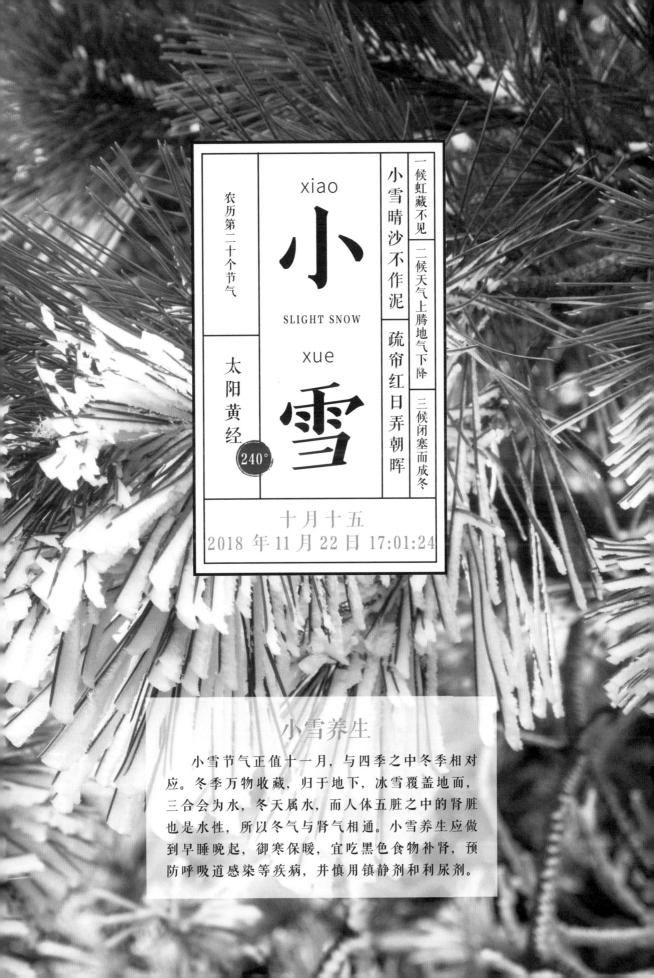

农历第二十个节气

xiao

小

SLIGHT SNOW

xue

雪

太阳黄经 240°

小雪晴沙不作泥　疏帘红日弄朝晖

一候虹藏不见

二候天气上腾地气下降

三候闭塞而成冬

十月十五

2018 年 11 月 22 日 17:01:24

小雪养生

　　小雪节气正值十一月，与四季之中冬季相对应。冬季万物收藏，归于地下，冰雪覆盖地面，三合会为水，冬天属水，而人体五脏之中的肾脏也是水性，所以冬气与肾气相通。小雪养生应做到早睡晚起，御寒保暖，宜吃黑色食物补肾，预防呼吸道感染等疾病，并慎用镇静剂和利尿剂。

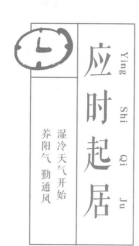

应时起居
Ying Shi Qi Ju

养阳气 勤通风
湿冷天气开始

早睡晚起　御寒保暖

　　小雪时节宜早睡晚起，不要熬夜，每天晚上要在10点上床，必定要到天亮才起床，以养阳气。白天注意开窗通风，多晒太阳，多听音乐。

　　湿冷天气开始，气温降低明显，起居要做好御寒保暖，特别是老人与小孩，出门要添加衣服，夜间注意添加衣被，预防感冒。

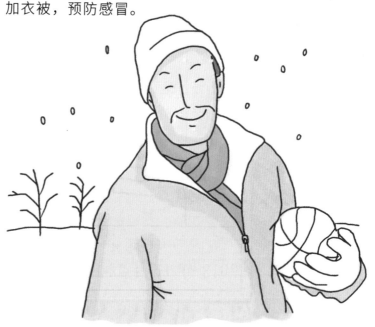

多情难久　性自有常

　　小雪节气前后，天气时常阴冷晦暗，人的情绪多抑郁，而五音之中角音具有调神、提振情绪的良好作用，亦可调和肝胆的疏泄，兼有助心、和胃之功。流畅轻盈的民乐曲风、清脆嘹亮的笛声，让人心情舒畅。

音乐 推荐

《胡笳十八拍》
《姑苏行》
《鹧鸪飞》

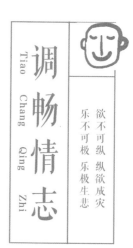

调畅情志
Tiao Chang Qing Zhi

欲不可纵 纵欲成灾
乐不可极 乐极生悲

干浴按摩功

站、坐练功均可，全身放松，两手掌相互摩擦至热，先在面部按摩64次，用手指自前头顶至后头部，侧头部做梳头动作64次，使头皮发热，然后用手掌搓两脚心，各搓64下，最后搓到前胸，腹背部，做干洗澡，搓热为止。

腰部导引功

开脚站立，两脚距离与肩同宽，两臂松垂，掌心贴近股骨外侧，手中指指尖紧贴风市穴；头顶正直，舌顶上腭，体重平均在两脚，摒除杂念，使身心达到虚静和松空。

抱膝导引功

端坐于椅子上，两脚分开与肩同宽，大腿与小腿呈90度角，躯干伸直，全身放松，下颌向内微收。全身放松，呼吸均匀，右脚踏在地面上不动，抬起左膝，两手抱在左小腿下部，用力向腹部靠拢，扳36次，然后再左脚踏在地面上不动，抬起右膝，两手抱在右小腿下部，用力向腹部靠拢，扳36次，可使下肢气血流畅，经络疏通。

旋臂调息功

双腿并拢站立，双臂自然垂下，两掌心贴近股骨外侧，中指指尖紧贴风市穴；拔顶，舌抵上腭，去除心中杂念。面向南方站，全身放松，排除杂念，用鼻缓缓吸气，意念想吸气到命门，然后慢慢呼气，呼气时意念想气由命门送到肚脐，如此一吸一呼为一息，然后两眼平远视，两臂向前向上举过头顶两手心相对，两臂向上伸直，指尖向上，两手掌向前、向外旋转3次，再向后、向外旋转3次。两臂放松自然垂于身体两侧，此为一次，共做7次。两臂松垂于身体两侧，手心转向后，两臂向后推7次，推时要慢，意想病气由劳宫穴排出。

仰卧导引功

仰卧在硬板床上，两足伸直并拢，曲膝，后足跟靠近臀部，两臂伸直向后，捉住两脚，向上拉，同时挺胸仰头共拉36次。

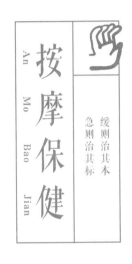

十月中坐功

左手用力按住膝盖，右手挽住左肘向右方用力拉动，接着换右手按膝，左手挽肘向左方用力拉动。反复各做三至五次。然后牙齿叩动三十六次，调息吐纳，津液咽入丹田九次。可治：肘脱臼、风湿热毒、妇科腹肿、男人疝气、遗尿、尿不出、血尿、睾丸肿大、睾疝、足内翻、抽搐、关节肿痛、转筋、阳痿、痉挛等症。

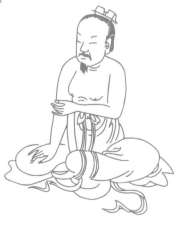

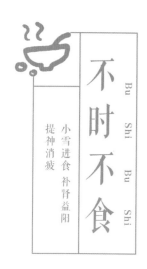

不时不食

Bu Shi Bu Shi

小雪进食 补肾益阳

提神消疲

补肾益气　补锌安神

中医提倡小雪节气补肾，而黑色入肾，可多吃黑色食物。主要是指黑色的粮油、果、蔬菜、菌类食物。研究显示，食物营养与食物色彩的关系非常密切，食物色彩越深，食物的营养价值就越高。应适当多吃黑芝麻、黑米、黑豆等黑色食品。

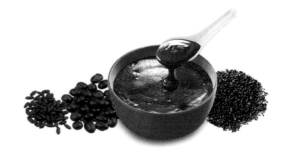

推荐食谱

黑芝麻红枣粥

[材料] 粳米 150g，黑芝麻 20g，红枣 50g，白砂糖 30g。

[做法] 粳米提前淘洗干净，加一点油稍微泡一泡，锅里面加入适量的清水，下入粳米，先熬煮 15 分钟，然后加入黑芝麻 1 把，继续熬煮 15 分钟，最后加入红枣、白砂糖，再稍煮片刻，即可盛起食用。

[功效] 补益肝肾、润泽肌肤。

桂圆牛肉汤

[材料] 牛肉 200g，豌豆苗 20g，黄芪 10g，桂圆肉 20g，盐 3g，白酒 2g。

[做法] 牛肉切片，加水 1500 毫升同煮，候滚，撇去泡沫及油。加入黄芪及桂圆肉，煮至水余下约 600 毫升为止，下酒，盐调味，再加入豆苗，滚熟即成。

[功效] 补心安神，健脾益智。

滇红茶

[材料] 滇红茶叶，清水。

[做法] 准备好茶具如公道杯或者玻璃杯，茶叶要泡 10 泡以上（水温 80~83℃），注意水温是要把水先烧开，再放置几分钟，稍微降温就行了。不要加冷水或者水不开就拿来用。出汤要快，1~3 泡都是 1 秒出汤，第一泡是洗茶，第 4 泡开始延长到 3 秒，之后 5 秒、8 秒这样递增，出汤之后不要盖盖。

[功效] 温补肾阳、提神消疲。

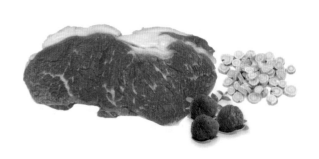

冬季锻炼　强筋壮骨

太极拳　太极拳运动能舒筋活血、提高免疫力，对冬天常见的冻伤有很好的预防和治疗作用。晚上临睡前站站太极桩、走走太极拳架，运动不会过量，还能使气血通畅温暖手脚，有利于提高睡眠质量。同时练太极拳还加大了人体下部运动量，大大有利于避免上盛下衰的"时代病"，所以太极拳非常适合在小雪节气进行练习。

爬楼梯　冬天雨雪天气频繁，户外活动可以开展的机会少，这时不妨采取室内体育锻炼。爬楼梯是一种效果好又不要额外运动器材的选择。俗话说"人老先老脚"。爬楼梯比平地走或跑的运动量大几倍，不仅可以增大髋关节的活动幅度，还能让下肢肌肉韧带、肌腱的弹性得到锻炼，以达到强筋壮骨的效果。

冬泳　身体健康的人进行冬泳锻炼有明显的强身健体、抗衰延寿的作用。冬泳可以增强呼吸器官功能，减少甚至防止冬季感染呼吸道疾病；冬泳能增强肌肉纤维数量和韧性，从而提高人体的运动速度、耐力和灵活度。但冬泳之前，尤其是中老年人，要认真体检，有严重高血压和心脑血管病的人不宜冬泳。冬泳前要认真进行充足的热身准备活动，并宜喝一杯温开水。游泳时要量力而行，适可而止，循序渐进。

步行　步行与其他体育锻炼方法相比，有独到之处，方便有效，人人可做。半个小时以上的不仅可以加快体内新陈代谢的速度，让体内多余脂肪燃烧掉，并能增强体质，有益身心。步行还可以将体力锻炼和思维活动结合起来，有助于健脑和激发灵感。

注：无论何种运动，不宜出汗过多，微微汗出便可。

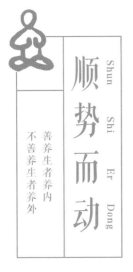

顺势而动
Shun Shi Er Dong
善养生者养内　不善养生者养外

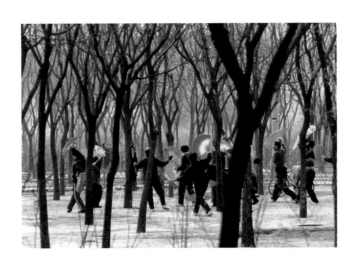

小雪时节多发病

小雪时期，天气转冷，此时天已积阴，寒未深而雪未大，木枯草衰，万物凋零，阴雪纷纷，常会使人触景生情，抑郁不乐，体内循环也正处于阴盛阳衰的阶段。情绪的波动也是心脑血管疾病的诱发因素。老年人由于血管出现硬化，弹性变差，寒冷、劳累、情绪变化都可能使血管突然收缩，导致供血不足，发生脑出血或脑栓塞。

另外，冬天寒冷，空气干燥，病毒和细菌活跃，此时老人的呼吸道黏膜很容易受刺激，抵御细菌的能力下降，因此很容易感染呼吸道疾病。

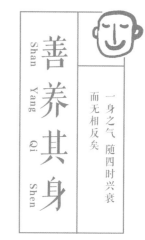

善养其身
Shan Yang Qi Shen
一身之气 随四时兴衰 而无相反矣

血压管理
Xue Ya Guan Li
人身不过表里 气血不过虚实

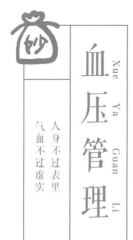

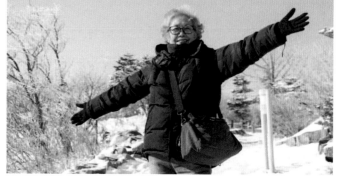

血压变化特点

气候变寒冷，造成血压普遍升高。

用药注意事项

在冬季必须慎用以下两种降压药。一是镇静剂。许多患者血压升高时，常伴有精神紧张，需要使用适量镇静剂辅助治疗，但若使用大量或强效镇静剂如氯丙嗪、水合氯醛等，会使血压短时间内急剧下降，从而诱发中风。二是利尿剂。冬季人们的饮水量相对减少，若大剂量使用利尿剂，人体大量失水，血液高度浓缩，血液黏稠度增加，会增加中风的风险。

药物调整

冬季血压升高的病人，可在医生指导下选择多药联用的方案，不可盲目自行增加单一药物的用量。

记录您的养生心得：   2018 年 11 月   日

2018.12

十二月上 / 冬

气温下降,天气寒冷。
天气明显降温。
开始降雪。

2018.12

一	二	三	四	五	六	日
					1	2
3	4	5	6	7	8	9
10	11	12	13	14	15	16
17	18	19	20	21	22	23
24	25	26	27	28	29	30
31						

2019.01

一	二	三	四	五	六	日
	1	2	3	4	5	6
7	8	9	10	11	12	13
14	15	16	17	18	19	20
21	22	23	24	25	26	27
28	29	30	31			

周一	周二	周三	周四	周五	周六	周日
26	27	28	29	30	01	02
十九	二十	廿一	廿二	廿三	廿四	十月 廿五
03	04	05	06	07	08	09
廿六	廿七	廿八	廿九	大雪	初二	初三
10	11	12	13	14	15	16
初四	初五	初六	初七	初八	初九	初十

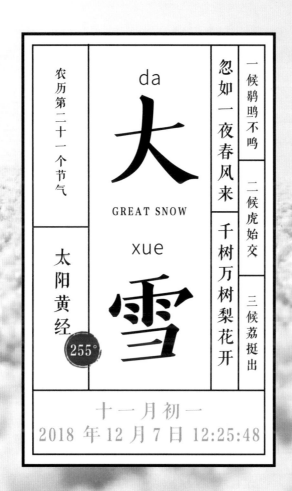

农历第二十一个节气

da

大

GREAT SNOW

xue

雪

太阳黄经 255°

忽如一夜春风来 千树万树梨花开

一候鹖鴠不鸣

二候虎始交

三候荔挺出

十一月初一
2018 年 12 月 7 日 12:25:48

大雪养生

　　古人认为"季冬之月，天地闭塞，阳潜阴施，万物伏藏，去冻就温，勿泄皮肤大汗，以助胃气。勿甚温暖，勿犯大雪"。大雪时节，肾气旺，心脉、胃气衰，要顺天时继续伏藏，大雪阳气已有所萌动，但要藏而不用，清心寡欲，不宜汗出；同时也要保护好肺和胃。

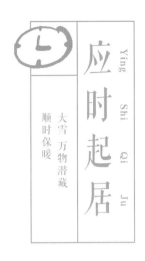

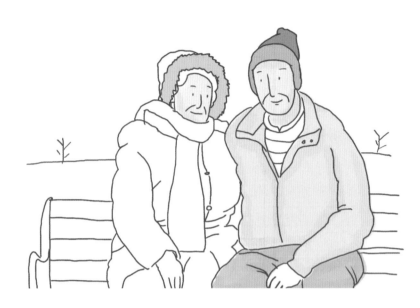

早睡晚起 以避寒气

睡觉时间最好在晚上 9 时之前，早晨 8 时起床，到户外去散散步，放松身体。

头为"诸阳之会"，手三阳经脉走向是从手到头，足三阳经脉走向是从头到足，头部是六阳经脉汇聚之处，也是阳气容易散发的部位。头部最容易受寒邪侵袭，头部不注意保暖，血管遇冷收缩，可能会出现头晕头痛等症状，严重的甚至会导致中风。因此保暖必须从头开始。

"寒从脚下起"，脚部也容易受寒邪侵袭，脚离心脏最远，血液供应慢而少，热量不易被血液循环带到足部，且皮下脂肪较薄，抵御寒冷的能力较差，一旦受寒，会反射性地引起呼吸道黏膜毛细血管收缩，使其抵抗疾病能力下降，导致呼吸道感染。因此，在寒冷的大雪时节应特别注意脚部的保暖。

大雪时节，万物潜藏，养生也要顺应自然规律，在"藏"字上下功夫。起居调养宜早睡晚起，并要收敛神气，特别在南方要保持肺气清肃。早晚温差悬殊要谨慎起居，适当运动，增强对气候变化的适应能力。

按摩降压沟

降压沟又叫耳背沟，是一个耳穴穴位名称。降压沟位于耳廓背面，取穴时把耳朵翻过去，由内上方斜向下方行走有一明显的点状凹陷处，在对耳轮上下脚及对耳轮主干，在耳背呈"丫"字形的凹陷沟部即为降压沟。按摩降压沟可达到疏通气血、协调阴阳、降低血压、增强体质、延年益寿的目的。

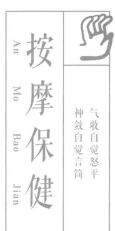

降压沟

按摩桥弓穴

桥弓穴位于人体脖子两侧的大筋上，左右移动头部的时候都能感觉到（具体指两侧的胸锁乳突肌）。正确按摩桥弓穴的方法为：患者取坐位，自己或他人用大拇指的指腹、指尖或拇指外侧，自上而下地用推法推按位于耳后翳风到缺盆（锁骨上窝处）成一条线的桥弓穴。先推左侧的桥弓穴，再推右侧的桥弓穴，两侧交替进行，可推按 1 ～ 2 分钟。然后分别对左右两侧的桥弓穴进行揉、拿，操作时间为 4 ～ 6 分钟。桥弓穴具有降压的作用。

按摩保健
An Mo Bao Jian
气收自觉怒平
神敛自觉言简

大雪导引功

传为北宋著名的道学家、养生家陈抟创立，最早记载于明代铁锋居士所著《保身心鉴》一书，后来《遵生八笺》等养生名著皆收录之，名不虚传。

起身仰膝，两手左右托，两足左右踏，各五七次，叩齿，咽液，吐纳。起身站立，两手向上托，两足高踏步向前走，左右各七次。然后叩齿九次，把口中玉液咽下。

此动作，手上托，运动心经、肺经，可锻炼心肺之功能。足向下踩，可锻炼足三阴、三阳经，可通肾气。

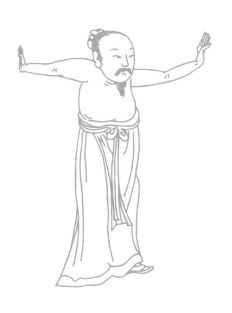

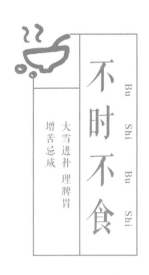

不时不食
Bu Shi Bu Shi

大雪进补 理脾胃
增苦忌咸

养阴健脾 益肾补虚

大雪时节肾气正旺，饮食宜增苦忌咸，补理脾胃。可多吃羊肉、牛肉、鸡肉、鹌鹑、墨鱼、章鱼、北芪、党参、熟地、黄精、枸杞子、玉蜀黍、芋头、花生、山药、栗子及杏脯等食物或药食两用之品。另外，因为大雪时节降水较少，天气干燥，易伤津液，宜多食新鲜蔬菜、水果，如橘子、苹果、冬枣等以生津润燥。

食谱推荐

大枣肉桂糕

[材料] 白术 10g，干姜 1g，北芪 15g，大枣 30g，肉桂 6g，面粉 500g，白糖 150g，发面、碱水各适量。

[做法] 白术、北芪、干姜、大枣、肉桂放入砂锅内，加适量清水，用大火烧沸后，转用小火煮 30 分钟，去渣留汁。再将面粉、白糖、发面放入盆内，加药汁和适量清水，揉成面团，待面团发酵后，加碱水，试好酸碱度，然后做成糕坯。将糕坯上笼用大火蒸 30 分钟即可。

[功效] 健脾温肾、和胃益气。

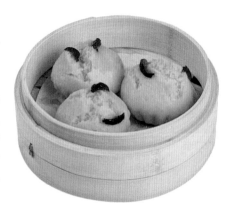

山药枸杞鸡汤

[材料] 怀山药 30g，枸杞子 15g，母鸡半只（约 500g），生姜 3 片，精盐适量。

[做法] 母鸡洗净切块，与怀山药、枸杞子、生姜一同放入砂锅，加适量清水，先用大火煮沸，再用小火熬煮 1.5～2 小时，调入精盐即成。

[功效] 养阴健脾、益肾补虚。

菟丝子粥

[材料] 菟丝子 30g，粳米 150g，白糖适量。

[做法] 将菟丝子洗净并捣碎，放入砂锅中，加适量清水，小火煎汤，去渣取汁，再加淘净的粳米煮粥。待粥快好时调入白糖，稍煮片刻，便可食用。

[功效] 补肾益精、养肝明目、益脾止泻。

志要高华　趣要淡泊

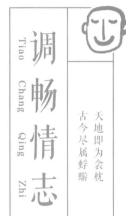

调畅情志
Tiao Chang Qing Zhi

天地即为衾枕
古今尽属蜉蝣

中国音乐疗法的观念由来已久，《黄帝内经》就有专门关于五音对五脏的观念颇为详细的讲解。五音为"角、徵、宫、商、羽"；对应的五脏为"肝、心、脾、肺、肾"。因此大雪推荐多听羽调音乐。

羽调音乐

羽调式清幽柔和，哀婉，有如水之微澜，羽声入肾，故可以增强肾的功能，滋补肾精，对于治疗或缓解阴虚火旺、肾精亏损、心火亢盛所引起的各种症状，如耳鸣、失眠、多梦等颇为有益。肾精有补髓生脑之功，故羽调式的水乐有益智健脑的作用。

| 音乐推荐 | 《二泉映月》　《乌夜啼》
《梁祝》　　　《稚朝飞》
《汉宫秋月》 |

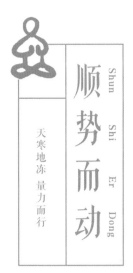

顺势而动
Shun Shi Er Dong

天寒地冻 量力而行

大雪天寒　坚持有氧运动　循序渐进

拍手、搓手 冬季天寒地冻，四肢血液循环较差，得空时拍拍手、搓搓手，可促进四肢末梢血液循环，增强新陈代谢，延年益寿。

滑雪 滑雪可以称之为一项全身运动，既可以锻炼身体的平衡能力，也可以练习协调能力，是冬天比较适宜的运动。且滑雪充满乐趣，能使人心情放松、愉悦。

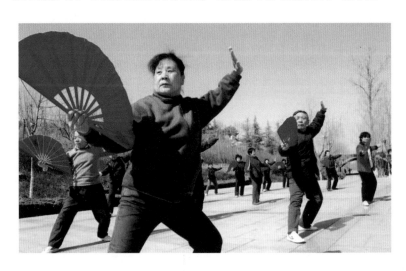

大雪时节多发病

中风

对于血管弹性差的人，气温急剧变化会带来血压波动，引发中风。寒冷可使人的交感神经兴奋、血液中的儿茶酚胺增多，导致全身血管收缩。同时，气温较低时，人体排汗减少，血容量相对增多，这些原因都可使血压升高，诱发脑溢血。因此，首先要重视高血压、冠心病、糖尿病、动脉粥样硬化等原发疾病的治疗，其次注意发现中风先兆，如突然眩晕、剧烈头痛、视物不清、肢体麻木等。

心脏病

心脏病包括心绞痛、心肌梗死等，寒冷刺激人体交感神经引起血管收缩外，还能增加血中纤维蛋白原含量，使血液黏稠度增高，易导致血栓形成而阻塞冠状动脉。此外，病变的冠状动脉对冷刺激特别敏感，遇冷收缩，甚至使血管闭塞，导致心肌缺血、缺氧，诱发心绞痛，重者发生心肌梗死。

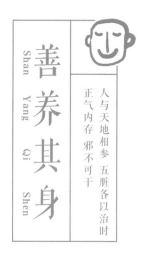

善养其身 Shan Yang Qi Shen

人与天地相参 五脏各以治时
正气内存 邪不可干

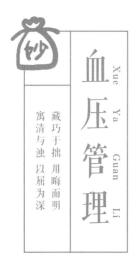

血压管理 Xue Ya Guan Li

藏巧于拙 用晦而明
寓清与浊 以屈为深

血压变化特点

大雪时节容易出现极端气候，特别是早晚温差大，血压容易波动大，注意养成早晚测量血压的习惯，需要密切观察血压变化。高血压患者要注意保暖，天气骤寒时尽量减少户外活动，可在室内锻炼。

用药注意事项

降压治疗应选择长效降压药物以维持 24 小时血压稳定，不可盲目减药，应根据病情变化及时调整降压药，应在严格监测血压的情况下规律服药。

药物调整

血压值高于140/90mmHg,可选择适当增加药量，出现血压不稳定时，自己不能盲目增加药物，否则一旦用药不当，会引起并发症，最好去请教专科医生。

记录您的养生心得：　　　　　　　　　　　2018 年 12 月　日

十二月上　大雪篇

2018.12

十二月下 / 冬

2018.12
一	二	三	四	五	六	日
					1	2
3	4	5	6	7	8	9
10	11	12	13	14	15	16
17	18	19	20	21	22	23
24	25	26	27	28	29	30
31						

2019.01
一	二	三	四	五	六	日
	1	2	3	4	5	6
7	8	9	10	11	12	13
14	15	16	17	18	19	20
21	22	23	24	25	26	27
28	29	30	31			

天气最冷时期开始。
阴极之至，阳气始生。
日短之至，日影长之至。

周一	周二	周三	周四	周五	周六	周日
10	11	12	13	14	15	16
初四	初五	初六	初七	初八	初九	初十
17	18	19	20	21	22	23
十一	十二	十三	十四	十五	冬至	十七
24 十八 / 31 廿五	25 十九	26 二十	27 廿一	28 廿二	29 廿三	30 廿四

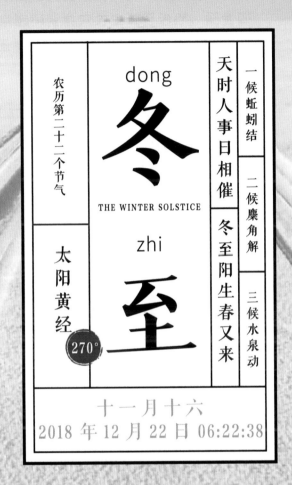

农历第二十二个节气

dong

冬

THE WINTER SOLSTICE

zhi

至

太阳黄经 270°

天时人事日相催

冬至阳生春又来

一候蚯蚓结

二候麋角解

三候水泉动

十一月十六
2018 年 12 月 22 日 06:22:38

冬至养生

这一节气到来时阳气潜藏，阴气盛极，万物活动趋向休止，以冬眠状态养精蓄锐，为来春生机勃发作准备。正如"冬时天地气闭，血气伏藏，人不可作劳汗出，发泄阳气。"因此，早睡晚起，日出而作，保证充足的睡眠，有利于阳气潜藏，阴精蓄积，不可大汗淋漓。冬至养生注意"冬藏"，重点养肾，不忘养心。

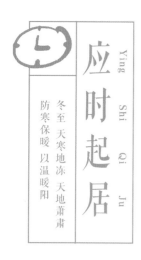

应时起居

Ying Shi Qi Ju

冬至 天寒地冻 天地萧肃
防寒保暖 以温暖阳

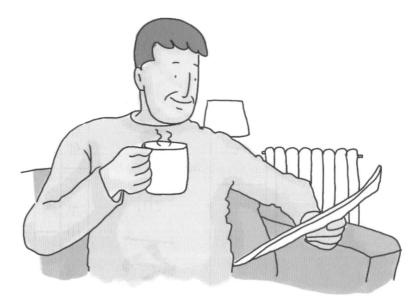

早卧晚起　以待日光

冬至时节尽量做到"早睡"，不熬夜，生活规律，心情相对平静，早睡以养人体阳气，保持温热的身体。起床时间最好在太阳出来以后，人体阳气迅速上升，此时起床则头脑清醒，机智灵敏。防寒也是为了更好地保养肾气，"早卧晚起，以待日光"是养生的重要方面。

冬至时节注意头脚保暖。头为"诸阳之会"，也是阳气容易散发的部位，头部最容易受寒邪侵袭，可致头晕、头痛等症状，甚至会导致中风，因此保暖必须从头开始。"寒从脚下起"，脚部也容易受寒邪侵袭，使人体抵抗疾病的能力下降，可致呼吸道感染，故在寒冷的冬至时节也应特别注意脚部的保暖。

防寒保暖、调整心态。在气温降到 0℃ 以下时，要及时增添衣服，衣裤既要保暖性能好，又要柔软宽松，不宜穿得过紧，以利血液流畅。保持良好的心境，情绪要稳定、愉快，切忌发怒、急躁和精神抑郁。早晚温差悬殊要谨慎起居，适当运动，增强对气候变化的适应能力。

冬至时节室温不宜过高或过低。室温过低易伤人体元阳，过高则室内外温差大，外出活动很容易外感。所以室温保持在 18 ～ 22℃为好。

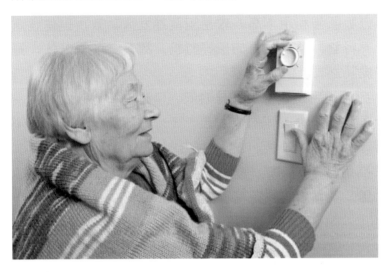

按摩神阙穴

神阙穴，就是肚脐眼，又名脐中，是人体任脉上的要穴。神阙穴是五脏六腑之本，为任脉、冲脉循行之地、元气归藏之根，为连接人体先天与后天之要穴。

按摩方法：平躺，全身放松，双手重叠，以肚脐为中心旋转按揉，男性宜顺时针方向由小圈到大圈，然后逆时针方向由大圈到小圈来按摩，女性则是先逆时针方向再顺时针方向。按摩时以感觉到胃肠的蠕动为标准。按摩神阙穴可有温通经络、调和气血、祛病健身、益寿延年的功效。

搓脚心

推搓涌泉穴俗称"搓脚心"，按摩时取坐位于床上，用两手拇指指腹自涌泉穴推至足跟部，局部出现热感后再终止操作。每日 1 ～ 2 次。最好于足浴后按摩涌泉穴，效果更好。按摩涌泉穴可以达到对肾、肾经及全身起到由下到上的整体性调节和整体性治疗的目的，可使人精力旺盛，体质增强，防病能力增强。

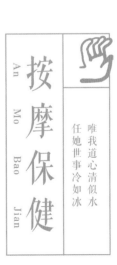

按摩保健
An Mo Bao Jian
唯我道心清似水
任她世事冷如冰

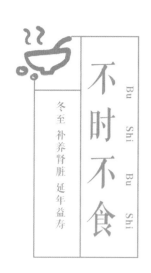

不时不食

Bu Shi Bu Shi

冬至 补养肾脏 延年益寿

益气补虚　温精暖阳

　　冬至后自然界的阴气开始消退，阳气逐渐回升，使冬季的闭藏转向活泼的生机。在这个时候进补，人体摄入的养分吸收与利用率高，较易积蓄并发挥功效，是体虚病人补养肾脏、延年益寿的最好时机，故有"冬季进补，开春打虎"之誉。

　　冬至前后是进补的最佳时间。但是进补也因人而异，饮食调理要针对不同的个体，选择适宜补益的食品，才能达到真正养生的效果。

　　高血压患者要合理饮食控制"三高"，不要贪吃油腻之品，多吃水果、蔬菜，如芹菜、菠菜、番茄、苦瓜、佛手瓜、黑木耳、洋葱头、茄子、山楂等，多喝药膳粥汤，多喝水，以稀释血液，避免形成高脂血症；尤其在冬至时节不要多吃肥牛肉、涮羊肉、动物内脏火锅或过咸的食品，以免加重动脉粥样硬化。

推荐食谱

羊肉炖萝卜

[材料] 白萝卜、红萝卜各200g，羊肉250g，姜、料酒、食盐适量。

[做法] 红萝卜、白萝卜去皮洗净切块，羊肉洗净切块，并于沸水中焯去血水备用。砂锅放入清水，大火煮沸后放入羊肉、生姜、料酒，小火炖至六成熟，加入萝卜，焖至羊肉烂熟，调入精盐、味精即成。

[功效] 益气补虚、温中暖下。

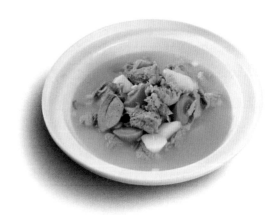

山药丸子

[材料] 山药300g，酱油、食盐、白糖、味精、柱候酱、色拉油、奶汤适量。

[做法] 先将山药去皮蒸熟，用刀压成茸泥状加盐、味精拌匀，捏成直径1.5厘米的丸子。烹调方法最好用红烧。油烧至7成热，下山药丸炸至金黄色起锅，锅内留油少许烧热，把白糖制成糖色，再加入柱候酱、奶汤、酱油、食盐、味精、山药丸，烧10分钟即成。

[功效] 健脾补虚、滋精固肾。

九仙糕

[材料] 莲子、山药、白茯苓、薏苡仁、芡实各15g，炒麦芽、炒白扁豆各9g，陈皮6g，白糖150g，糯米粉1000g。

[做法] 将莲子用温水泡后去皮、心，然后将山药、茯苓、薏苡仁、麦芽、白扁豆、芡实、陈皮放入砂锅内，加适量清水，大火烧沸后转小火煮30分钟，去渣留汁，把糯米粉、白糖放入盆内，加药汁揉成面团，做成糕，上笼蒸30分钟即成。

[功效] 补虚损、健脾胃。

佳思忽来　云可赠人

冬至推荐多听羽调音乐。

羽为冬音，属水主藏，可调节肾和膀胱功能，且水能制火，因此羽调音乐可帮助因心火亢盛导致失眠的高血压患者改善睡眠。

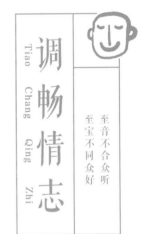

推荐
音乐

《二泉映月》
《梁祝》
《汉宫秋月》
《乌夜啼》
《雉朝飞》

冬至天寒　量力而行　循序渐进

慢跑、广场舞、太极拳等有氧运动适合广大人群；而散步比较适合 50 岁以上的中老年群体，以及患有心肺疾病和膝关节疾病不适合剧烈运动的青年群体。

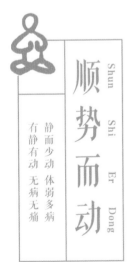

顺势而动
Shun Shi Er Dong

静而少动　体弱多病
有静有动　无病无痛

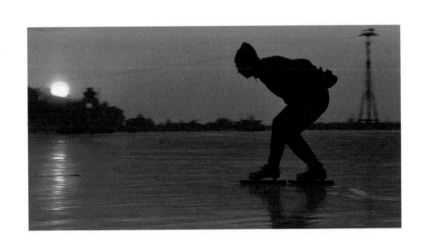

冬至节气多发病

消化道溃疡

除了中风、心脏病是冬季多发病以外，老胃病也容易复发。

寒冷刺激人的神经系统导致其兴奋性增高，使得支配内脏的自主神经处于紧张状态，在副交感神经的反射作用下，致使胃肠调节功能发生紊乱，胃酸分泌增多，进而刺激胃黏膜或溃疡面，使胃产生痉挛性收缩，造成胃自身缺血、缺氧，从而引起胃病复发。

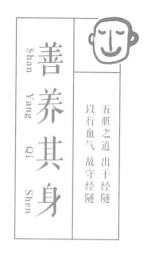

善养其身
Shan Yang Qi Shen

五脏之道 出于经隧 以行血气 故守经隧

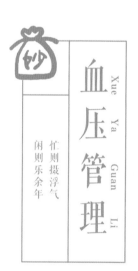

二〇一八 降压手账

血压管理
Xue Ya Guan Li

忙则摄浮气 闲则乐余年

血压变化特点

冬至时节天寒地冻，血管收缩，可早、中、晚测量血压，密切观察血压变化。高血压患者要注意保暖，外出活动时尤其要注意下肢保暖，可在室内锻炼。

用药注意事项

冬至时节用药注意事项与大雪时节相同，宜选择长效降压药物以维持 24 小时血压稳定，不可盲目减药，应根据病情变化及时调整降压药，应在严格监测血压的情况下规律服药。

药物调整

冬至时节高血压患者药物调整可参考大雪时节。中风及老年病人控制在 150/90mmHg 即可。

记录您的养生心得：　　　　　　　　　　2018 年 12 月　　日

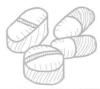

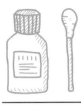

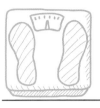

2018 已经过去
请对您一年来的健康管理做一份评价吧！

养生建议谨供参考，如出现病情变化，需及时去医院就诊。

立春　雨水
惊蛰　春分
清明　谷雨
立夏　小满
芒种　夏至
小暑　大暑
立秋　处暑
白露　秋分
寒露　霜降
立冬　冬至
大雪　小雪
小寒　大寒

52检